女人产后恢复

烦恼一扫光

鱼美人 编著

辽宁科学技术出版社

·沈阳·

图书在版编目（CIP）数据

女人产后恢复烦恼一扫光 / 鱼美人 编著 . —沈阳：辽宁科学技术出版社，2015.4

ISBN 978-7-5381-9144-8

Ⅰ . ①女…　　Ⅱ . ①鱼…　　Ⅲ . ①产褥期 – 妇幼保健 – 基础知识　Ⅳ . ① R714.6

中国版本图书馆 CIP 数据核字（2015）第 041052 号

策划制作：深圳灵智伟业（http//:www.szgreat-wisdom.com）
总 策 划：朱凌琳
设计制作：闵智玺

出版发行：辽宁科学技术出版社
　　　　　（地址：沈阳市和平区十一纬路 29 号　邮编：110003）
印 刷 者：辽宁彩色图文印刷有限公司
经 销 者：各地新华书店
幅面尺寸：185mmX230mm
印　　张：15
字　　数：80 千字
出版时间：2015 年 4 月 第 1 版
印刷时间：2015 年 4 月 第 1 次印刷
责任编辑：卢山秀 邓文军 灵智
责任校对：众 合

书　　号：ISBN 978-7-5381-9144-8
定　　价：48.00 元

联系电话：024-23284376
邮购热线：024-23284502
E-mail:lnkjc@126.com
http://www.lnkj.com.cn

序言
PREFACE

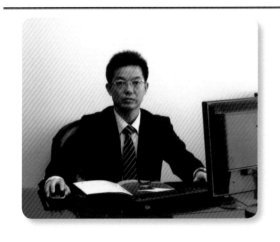

▶ 骆光德

· 中国针灸学会湖北省分会理事
· 主任医师
· 国内权威减肥专家
· 鱼美人减肥研究院技术总监

私人定制：女人产后恢复烦恼一扫光

孕产对于女性来说，是一场身心的革命。上天赐予的一个美妙的天使进驻自己的身体，十月怀胎，静待出世。

在经历了怀孕和生子后，妈妈们的身体或多或少地会出现一些状况，如身材变形、妊娠纹、妊娠斑、疤痕增生、乳房松弛下垂等，而这些问题总是让妈妈们烦心不已。

在这个"眼球效益"的时代，妈妈们对美的需求是刚性而又迫切的，妈妈们都希望在产后能迅速调养好身体，让身体远离病痛，恢复产前的靓丽形象。

本书将产后恢复细分为以下几个阶段：

一是身体的恢复阶段。这个阶段主要是排出恶露，恢复气血、受损的子宫、骨盆、阴道等。

二是产后病痛的恢复阶段。这个阶段主要是告诉新妈妈们将自己的身体调理好，不落下"月子病"，永远与疼痛说拜拜。

三是形体恢复阶段。恢复孕前迷人的容貌和身材。

四是产后"性"福恢复阶段。恢复产前紧致，预防性冷淡、阴道松弛等疾病。

五是女性产后"面子"恢复阶段。恢复女性产前美肌，预防产后面部水肿、面部变黄、面部长斑、黑眼圈等各种产后"面子"问题。

另外，本书还增加了小产恢复的方法。教会女性在小产或流产之后保护好自己，不受产后病痛的困扰。

产后，大部分的妈妈将自己的生活重心放在宝宝身上，虽然自己也极需要调养，但太过于烦琐的方法让她们望而却步。

近年来，鱼美人一直注重于利用传统中医来帮助女性身体的调养和恢复，并且研究和摸索出了一整套简单而又有效的女性减肥瘦身、产后恢复的方式与方法。

在本书中，我们选取了女性产后最常见的恢复烦恼，并给出了切实可行的自我操作或者家人可以帮忙操作的疗法，供产后妈妈们进行自我调养。

本书图文并茂，操作方法均由真人示范，一看就会，一学就懂。

在编写这本书时，我们坚持内容深入浅出、简明扼要、通俗易懂，希望读者能够接受。

衷心希望本书能够帮助到更多的产后妈妈调养好自己的身体，在快乐中享受健康生活。

骆光德

2014 年夏于深圳

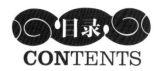
目录
CONTENTS

第三章 产后形体恢复烦恼一扫光

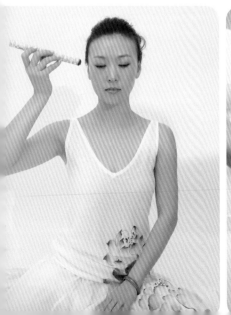
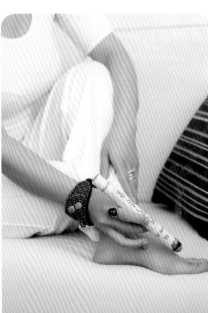
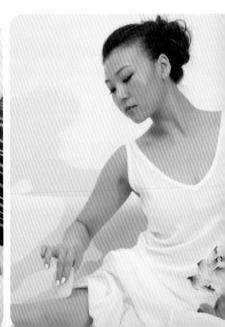

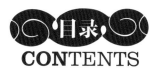

目录
CONTENTS

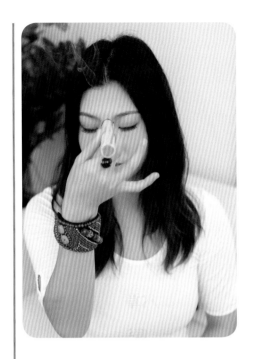

第四章　产后性福烦恼一扫光

第五章　产后"面子"烦恼一扫光

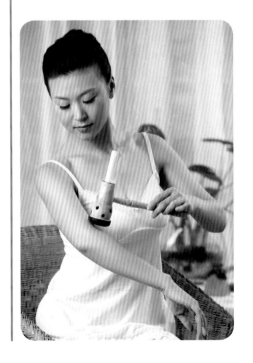

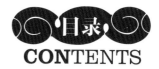

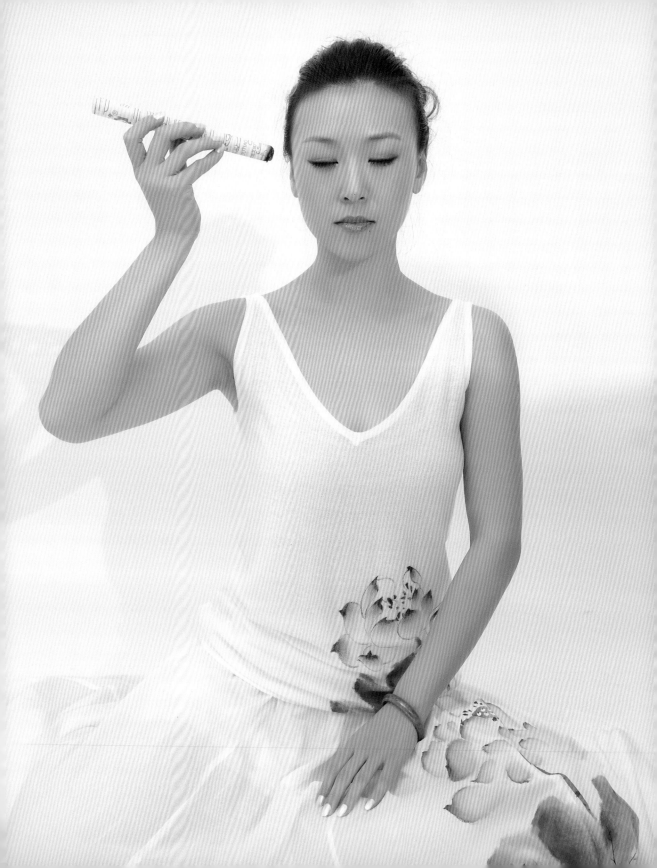

第一章

产后身体恢复烦恼一扫光

Chan hou shen ti hui fu fan nao yi sao guang

不少新妈妈在生产过后，

离健康越来越远，离美丽也越来越远。

关于瘦，关于美，关于健康，我们有太多的诉求。

每个女性都想拥有一副好身材，一张好容颜。

可是如果我们的脏腑不好，

经络不通又怎会赢得健康，

如果我们的子宫受寒，脸色苍白无色，又怎会美丽？

美丽是以内部健康为基础的，

只有照顾好内里，才能滋润到外表，

雕琢出好身材，浇灌出好容颜。

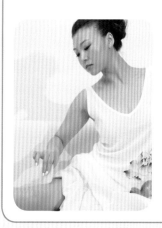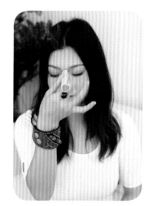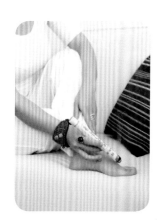

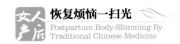
一、排出毒素，别让毒素害了你

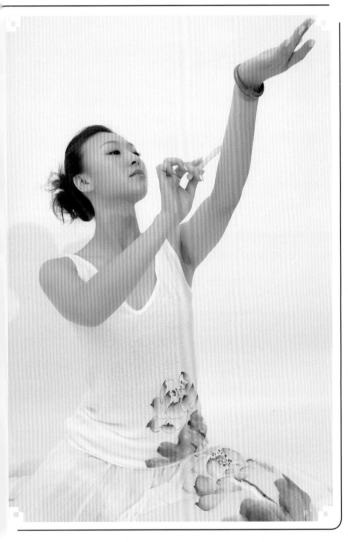

产后，许多新妈妈出现面色暗黄、头晕、视线模糊、肌肉酸胀、肢体肿胀、疲劳乏力、紧张等症状，究其原因，大多与体内毒素有关。

我们知道，每月的月经是女性排毒的过程之一，由于从怀孕到生产、哺乳，约有一年半的时间女性是没有月经的，加上孕期、月子期、哺乳期普遍吃得多、运动得少，容易造成脾胃机能弱化、经络不通，吃过多的东西无法转化成营养和气血，而形成垃圾和毒素堆积在体内。这就是为什么产后妈妈身体很胖，但乳汁少、身体虚弱、腰酸背痛的原因了。想想过去的人，没吃什么有营养的东西，但很少有乳汁不够吃的，原因或许就在这里了。

产后身体里的毒素主要来源于两方面，一是由于我们吃得东西过多没有及时代谢掉，在体内堆积后就成了垃圾和毒素；二是由于孕产过程中体内积聚的湿气和寒气造成了经络堵塞，影响了正常的新陈代谢，使垃圾毒素堆积。所以产后排毒首先要排湿祛寒。

1. 淋巴按摩

淋巴引流，是通过按摩，将精油带入皮肤，摩擦生热，然后可以把皮肤组织内的毒素带到皮肤表层，再通过系统的按摩，将这些毒素推拿到身体的淋巴结上，最后使这些毒素通过尿液排出。

面部淋巴引流手法

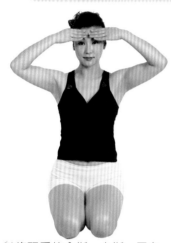 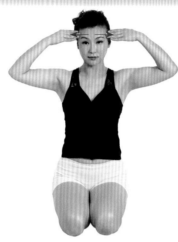 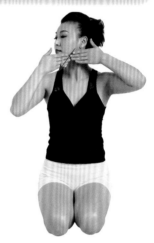

①将双手的食指、中指、无名指放在额头中央。

②用手指的第一关节和第二关节施加压力，并朝着两侧太阳穴的方向轻轻推动。重复三次。

③双手的食指、中指、无名指一起用力，边用力边缓慢向下移动，从耳前到颈部，再到锁骨。

胸部淋巴排毒引流

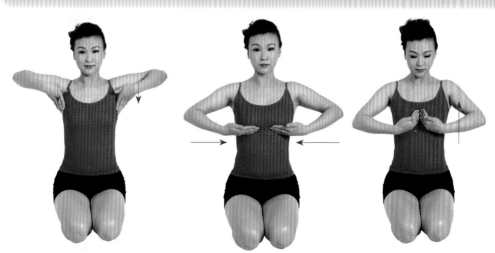

①将两掌紧贴胸部外侧，用掌面由乳房的外侧均匀柔和地往下摩擦至乳房根部，再由乳根沿着乳沟往上摩擦。

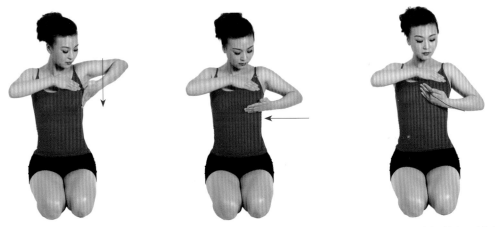

②接着用将右手紧贴锁骨下方的胸部肌肉，左手则放至乳房外侧。用右掌根自胸大肌正中部着力，横向推按左侧乳房至腋下，同时，左手沿着乳房外缘向内侧用力。两手同时用力。

腿部淋巴排毒

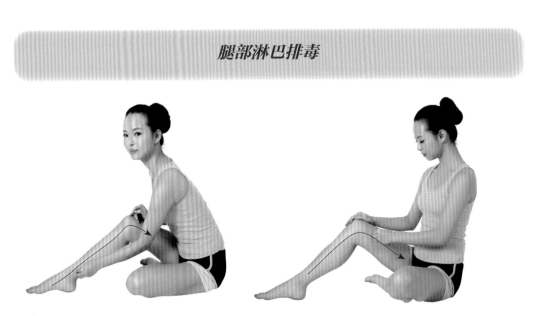

练习步骤

①按摩前热身：双手在腹股沟淋巴结也就是小肚子附近，以画圆圈的方式揉捏按摩2分钟。②大腿前、外侧淋巴引流：双手分别放在大腿前、外侧靠近膝盖处，从下往上按摩，将水肿引流到腹股沟淋巴结，并重复①的动作揉捏按摩。③大腿内、后侧淋巴引流：双手分别放在大腿内、后侧靠近膝盖处，从下往上按摩，将水肿引流到腹股沟淋巴结，并重复①的动作揉捏按摩。④膝后窝淋巴结：平躺抬一条腿屈膝，双手在膝后窝淋巴结给予揉捏按摩。另一条腿方法相同。⑤小腿肚引流：双手放在脚跟处，从下往上按摩，将水肿引到膝后窝淋巴结，并重复③的动作，持续给予膝后窝淋巴结绕圆圈式的揉捏按摩。

2. 艾灸

选穴： 行间、太冲、三阴交

取穴精要

行间：位于人体的足背侧，大拇趾、次趾合缝后方赤白肉分界处凹陷中，稍微靠大拇趾边缘。艾灸此穴有疏肝理气的功效。

太冲：手指沿大拇趾、次趾夹缝向上移压，压至能感觉到动脉应手，即是太冲穴。艾灸此穴能增强肝脏的排毒功能。

三阴交：位于小腿内侧，脚踝骨的最高点往上3寸处（自己的手横着放，约4根手指横着的宽度）。三阴交，为肝脾肾三阴经交会之所，灸此穴能养肝阴、通气滞、健脾土、运水湿、益肾精、养经血。

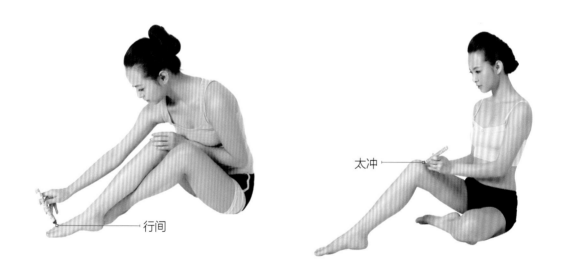

将艾条的一端点燃，正对行间穴、太冲穴、三阴交穴，与穴位局部皮肤成90°，距皮肤2～3cm。每次10～20分钟。

注意事项

①艾灸时，热度以能耐受的最大热感为佳。

②对于体虚、局部知觉迟钝的妈妈，操作时可将中、食两指分开，置于施灸部位的两侧，这样可以通过手指的感觉来测知穴位局部的受热程度，以便随时调节施灸的距离和防止烫伤。

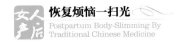
3. 中药包热敷法

配方：准备粗盐 200g、伸筋草 15g、桑枝 20g、桂枝 15g、羌活 15g、独活 15g、鸡血藤 30g。

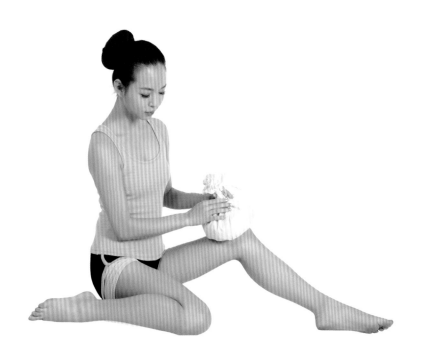

练习步骤

①将中药磨粉，入锅干炒。炒热后，加入250ml醋再炒，炒至醋完全吸入药中。

②把炒好的药分别放入20cm×30cm的两个棉布袋中。

③每次使用前将药袋上笼蒸15分钟，或微波炉加热15分钟，即成。

④产后妈妈取坐位。用干毛巾包裹药包，使其不烫皮肤，将药包放在颈部疼痛、肩关节疼痛、膝关节疼痛位置。

⑤当药包慢慢冷却时，可逐层拿掉包裹的毛巾。一般每天热敷40分钟左右。药袋可反复使用10天左右。

4. 食疗法

黄花菜猪心汤

原料： 猪心150g，黄花菜、小油菜、木耳各适量，老姜2片，盐适量。

做法：

①猪心洗净，放入开水蒸烫，然后捞起放入凉水中用手挤压去血水，反复换水直到去净血水。

②去净血水的猪心加3碗水，大火烧开后转小火煮约15分钟，然后取出切薄片。

③黄花菜去蒂、泡水洗净，小油菜洗净备用。

④用两碗水，加入黄花菜煮，水烧开后将小油菜、猪心片放入略煮，加盐调味即可食用。

营养功效： 黄花菜有消炎、清热、利湿等功效，有助于改善睡眠。猪心也能安神定惊，养心补血。这个汤有宁神助眠的作用。味甘性平，对产妇具有养血平肝排毒的效果。

芫荽豆腐鲈鱼汤

原料：

芫荽1棵，豆腐100g，鲈鱼500g，姜1片，葱1根，鲜香菇2个，盐、油、绍酒、鸡粉、胡椒粉、麻油、清水各适量。

做法：

①将鲈鱼宰好，去鱼腮洗净，横切成厚金钱片；豆腐切小方块；芫荽洗净，摘叶留梗；姜切片；葱切葱花；鲜菇洗净用清水煮透捞起，切片待用。

②用少许盐将鲈鱼擦匀，烧锅下油，放入鲈鱼片，用慢火煎至鱼身金黄色，原锅滤去余油，溅绍酒，加入清水猛火烧滚，倒入豆腐、姜片、菇片、葱花、芫荽梗，用中火将鱼汤滚至奶白色，加入盐、鸡粉、胡椒粉、麻油调味，最后撒入芫荽叶即可。

营养功效： 芫荽能发开透疹，消食下气；豆腐能益气和中，润肺生津；鲈鱼能益脾胃，补肝肾。三者合用，对产妇具有共奏补脾胃，益肝补肾之功效。

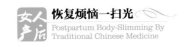
二、脏腑恢复，从内到外恢复健康

产后妈妈内部生理环境的变化，容易导致经络不通、代谢缓慢，脂肪、毒素堆积等，甚至引起脏腑病变。中医认为，元气为先天之精所化生，是人体最基本最重要的气，由先天之本肾所藏，后天脾胃来濡养，受肝脏疏泄功能的调节，借三焦和经络流行分布并弥散全身，所以一定要养护好肝、肾、脾三脏和三焦。

脾能生血统血，肝能藏血，而肾虽然不直接参与血的管理，但对血的生成和运行都起很大的推动作用，所以这三个脏腑与我们的健康与美丽关系最密切。脾开窍于口，它与美丽的关系主要体现在生化、运行、统摄气血津液方面。只有脾胃功能正常，才能将水谷化成精微，为面部肌肤提供营养。脾胃好，嘴唇红润，身体强健；脾胃失调，唇色会淡白无华，面色发黄。

肝开窍于目，其华在爪。肝能调畅人体气机，贮藏血液，调节血量。肝所藏的血，是皮肤的养分之源，若肝血不足，脸上容易长斑，面色暗黄，指甲也容易枯槁变形，双眼干涩无神等。

肾主藏精，而头发依赖精血的滋养，头发的生长和脱落，润泽和枯槁，茂盛和稀疏，乌黑和枯白等，都与肾精有关。肾精充足，则头发茂盛乌黑；肾精亏虚，则头发枯槁、稀疏、枯白和脱落。同时，肾又主水，人体代谢的水液得以排出，如果肾不好，身体会发生水肿。

三焦为一腔之大腑，包罗诸脏，有运行元气、水谷与水液的功能。三焦功能正常，脏腑功能才能正常，气血才能充沛，健康美丽才有基础。可以这样说，恢复好脏腑，才是产后身体恢复的关键。

1. 艾灸

选穴： 长强、关元、鸠尾、大椎

取穴精要

鸠尾：位于脐上7寸，剑突下0.5寸处。鸠尾穴为任脉上的络穴，艾灸此穴能有效缓解身体疲劳，缓解人焦躁的情绪。

长强：尾骨尖下0.5寸，尾骨尖端与肛门的中点。长强穴为督脉之络穴，艾灸此穴能提升机体阳气，祛湿通经。

关元：在腹部，前正中线上，脐下3寸处。关元穴为三阴经与任脉之交会穴，人体阳气孕育必然由此而出，艾灸此穴能治疗一切气虚证，并能增强小肠对营养物质的吸收。

大椎：第七颈椎棘突下凹陷中。艾灸此穴能通畅任督二脉，消除身体的小病痛。

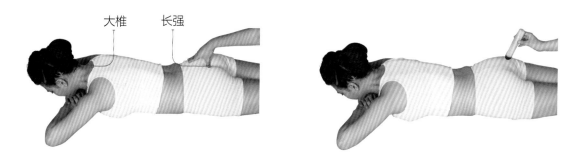

①俯卧位，拇指按摩长强、大椎，每穴5分钟左右。之后用艾条灸长强、大椎，每穴5～10分钟。

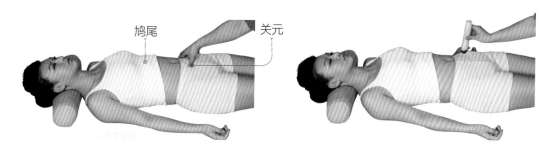

②仰卧位，拇指按摩关元、鸠尾，每穴5分钟左右。之后依次用艾条灸鸠尾、关元，每穴5～10分钟。

操作要领

①按摩穴位的同时用酒精灯点燃艾条。②注意观察受灸者的温度反应，适时调整。③注意随时清理艾条上的艾灰，以免掉落烫伤受灸者。④手法上采用定点温灸、回旋灸、雀啄灸配合运用。⑤每穴以皮肤红润为度。

艾灸小贴士

①施灸期间注意休息。②在做艾灸前可以适当用薏米、砂仁、当归煮水泡脚，益气养血。③每天1次，10次为1疗程，2～3个疗程即可。

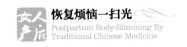
2. 中药包热敷法

配方一：准备粗盐200g、附子30g、桂枝20g、巴戟天20g、干姜20g、炙甘草20g。

配方二：准备白附子30g、肉桂30g、巴戟天30g、补骨脂30g、淫羊藿30g、灸粉发热粉2包。

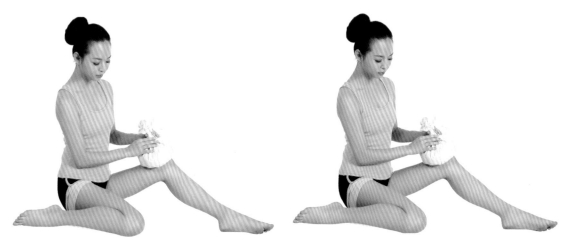

练习步骤

①将中药磨粉，入锅干炒。炒热后，加入250ml醋再炒，炒至醋完全吸入药中。②把炒好的药分别放入20cm×30cm的两个棉布袋中。③每次使用前将药袋上笼蒸15分钟，或用微波炉加热15分钟，即成。④产后妈妈取坐位。用干毛巾包裹药包，使其不烫皮肤，将药包放在任脉的小腹部、上腹部。⑤当药包慢慢冷却时，可逐层拿掉包裹的毛巾。每天热敷40分钟左右。药袋可反复使用10天左右。

3. 食疗推荐

红薯：红薯所含的黏蛋白，能保持人体血管壁的弹性，帮助脾脏向血液输送养料。它还含有膳食纤维，能把身体内的油脂和废物残渣带出体外。

胡萝卜：胡萝卜是有效的解毒食品，与血液中的汞离子结合，降低其浓度，防止剧毒的汞离子随血液进入心脏。还能清除导致人体衰老的自由基，缓解心慌胸闷。

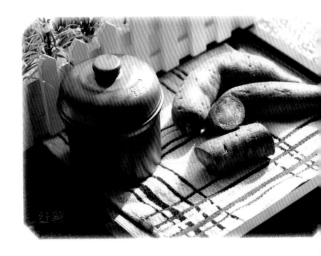

红薯

维生素 A 含量很高，能促进机体正常生长繁殖、防止呼吸道感染、保护视力，有防癌抗癌的作用。

栗子： 味甘、性温，归脾、胃、肾经。

西红柿： 补脾健胃，补肾强筋，活血止血。宜于脾虚食少、反胃、泻泄。气滞腹胀者忌食。

红枣： 红枣能使血中含氧量迅速增强，这样，供给心脏的氧气也会增加，加速新陈代谢，有利于心脏排毒。

樱桃： 樱桃含铁量高，在促进血红蛋白再生、人体免疫及能量代谢等过程中，发挥重要作用。同时，还能提高人体免疫力。

葡萄柚： 葡萄柚中含有钾，不含钠，是维护心血管的最佳水果。最适合在早餐时榨汁喝，可以加速人体在清晨的新陈代谢功能。

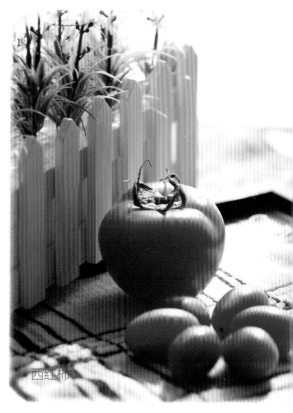
西红柿

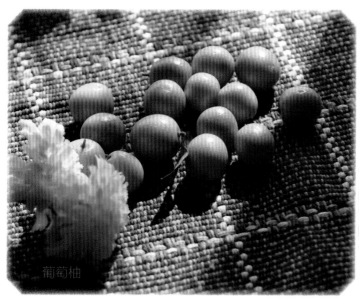
葡萄柚

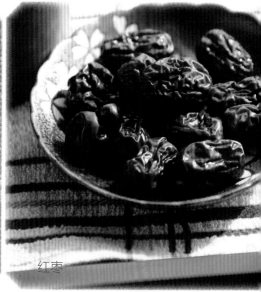
红枣

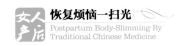
三、气血恢复，幸福女人不生病

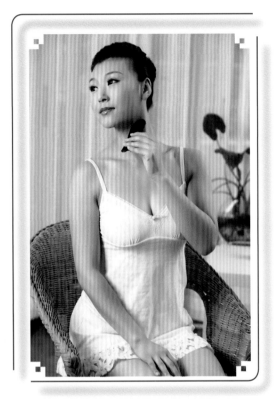

对于每个希望变美的产后妈妈来说，首要的是恢复元气，以利于气血化生。因为气血充沛是健康的根本，而健康又是美丽的前提。

《黄帝内经》认为"人之所有者，血与气耳"。气血是人体五脏六腑以及四肢的重要营养成分，也是人的精神状态的基础，血运行在血脉中，营养人体内外。

在中医学中，气和血是一阳一阴互补，气属阳，主动，气有推动、温煦、营养、固摄、调节血液的作用；血属阴，主静，性凉，血的运行是靠气的推动和温煦作用，同时为了保持血液按一定的脉道运行，不致于逸出脉外，又需要气的固摄作用。

气的来源也需要血的营养。所以说血离不开气，气离不开血，只有血气充足，才有身体健康，面色红润光泽，皮肤细腻光滑、弹性十足的好状态。

中医里补气养血的方法很多，在这里为产后妈妈们推荐几种自己就能够搞定的方法。

1. 艾灸

选穴： 足三里、气海、血海、太白

取穴精要

足三里：小腿前外侧，犊鼻下（膝盖骨下缘）3寸，距胫骨前缘约一横指处。艾灸此穴能提高机体免疫力，增强抗病能力，强身健体。

气海：在下腹部，前正中线上，当脐中下1.5寸处。艾灸此穴具有很好的调理月经的功效，益气助阳。

血海：大腿内侧，距膝盖骨内侧的上角上2寸处，约一个大拇指指节对应指尖压痛处。艾灸此穴能调经统血，健脾化湿。

太白：位于足内侧缘，当第一跖骨小头后下方凹陷处，即脚的内侧缘靠近足大趾处。太白穴为脾经的原穴，是脾经经气的供养之源，艾灸此穴能蒸腾经气，为脾经补充经气。

灸法：有烟艾条灸

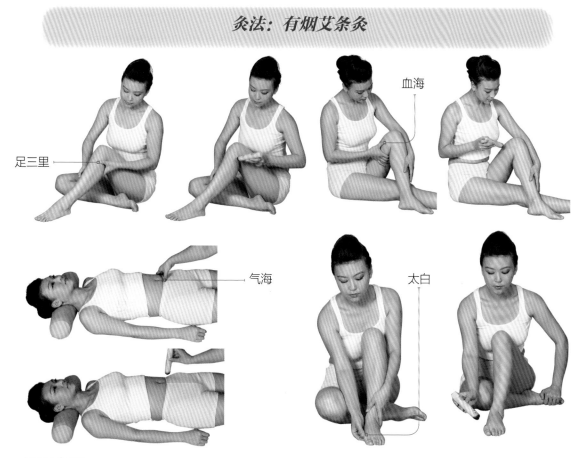

练习步骤
①用拇指按摩足三里、气海、血海、太白，每穴5分钟左右。②依次用艾条灸足三里、气海、血海、太白，每穴5~10分钟。

操作要领
①按摩穴位的同时用酒精灯点燃艾条。②注意观察受灸者的温度反应，适时调整。③注意随时清理艾条上的艾灰，以免掉落烫伤受灸者。④手法上采用定点温灸、回旋灸、雀啄灸配合运用。⑤每穴以皮肤红润为度。

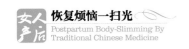
2. 食疗

栗子黄鳝煲

功效： 此膳有滋阴补血的作用。

材料： 黄鳝 200g，栗子 50g，姜、盐、料酒各适量。

做法： 将黄鳝去内脏，洗净后用热水烫去黏液，然后将处理好的黄鳝切成 4cm 长的段，放盐、料酒拌匀备用；栗子洗净去壳备用；姜洗净切片备用。将黄鳝、栗子、姜片一同放入锅内，加入清水煮沸后转小火煲 1 小时，出锅时加入盐调味即可。

桂圆糯米粥

功效： 此粥益气养血，有助于改善气虚体弱的症状。

材料： 糯米 1 杯，桂圆 30g，米酒 2 杯半，老姜 3 片，黑糖 60g。

做法： 糯米洗净沥干用米酒浸泡 1 晚，然后沥干水分；老姜切末备用。将糯米、桂圆、老姜、米酒放入锅里，用大火煮滚后改用小火煮 1 小时，最后加入黑糖拌匀即可。

补血当归蛋

功效： 当归、红枣、红糖都是补血之物，黄芪可以补气。在生理期之前的三四天或者经后一周，晚上空腹吃蛋喝汤，连吃两天。如果能够坚持几个月，不但会面若桃花，还能防治痛经。

材料： 当归 10g，黄芪少量，鸡蛋 2 个，红枣 6 个，红糖 1 勺。

做法： 把带壳的鸡蛋、当归、黄芪分别洗净，红枣温水泡发后掰开去核，把它们一起放入砂锅，再加两碗水，大火烧开之后转中小火煮 10 分钟左右，鸡蛋捞出剥壳，用干净的针在蛋上刺几个孔，再放回锅内，小火煎至水只有一碗时，放红糖。继续煮 5 分钟左右即可。

四、卵巢恢复，女人花绚丽绽放不衰老

卵巢是女性最重要的内生殖器官，除分泌雌激素和孕激素外，还分泌少量雄激素。这些激素除了决定女性的生殖功能外，还与女性的美丽密切相关。卵巢保养得好，不仅可以促进生殖和机体健康，调节并分泌雌性激素，提高两性生活质量；还可以使面部皮肤细腻光滑，白里透红，永葆韧性和弹性，胸部丰满、紧实、圆润。

中医没有卵巢的概念，但卵巢的功能概况于中医的胞宫系统之中，与心、肝、脾、肾及冲任二脉关系密切。

产后延缓女性衰老，首要的是卵巢功能的恢复。

1.按摩处方

按摩膝关节上的血海，踝关节上的三阴交，踝关节旁边的复溜、照海，足底的涌泉，下腹部的关元、气海、神阙等穴位，每天2～3次，每次20分钟，可促进女性内分泌和生殖系统功能的改善，有益于卵巢的保养。

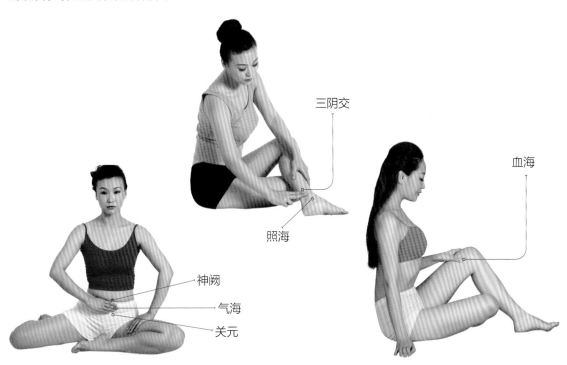

三阴交

照海

血海

神阙

气海

关元

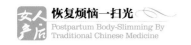
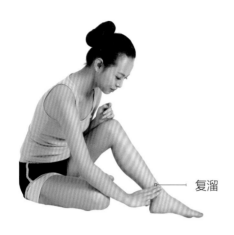

复溜

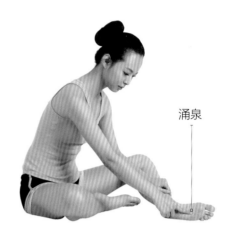

涌泉

2.药用处方

配方：女贞子15g、旱莲草15g、大生地15g、京玄参12g、粉葛根30g、紫丹参15g、益母草20g、怀山药12g、山萸肉12g、莲子肉12g、野百合12g、淫羊藿15g。

制作与食用

①大火沸腾后，以文火慢煎1小时，饭前服，1天2次，1次1碗。②在月经干净后连续服两周，到下个月经期完后再服，连续服3个月经周期。

3.药熨法

配方：夏枯草15g，海藻15g，当归尾15g，土炒白术15g，川芎（酒洗）9g，黄药子10g，食盐200g。

制作与食用

①将中药磨粉，装瓶备用。②先将食盐入锅干炒。炒热后，加入药粉，炒至药粉焦黄。③把炒好的药分别放入40cm×30cm的两个棉布袋中。④每次使用前将药袋放进微波炉加热10分钟。⑤用干毛巾包裹药包，放置双侧卵巢及输卵管部位，温熨30~40分钟，每日1次。

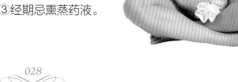

温馨提醒

①体质虚弱不宜熏蒸。②有开放性创口忌熏蒸。③经期忌熏蒸药液。

4.熏蒸法

配方：海蛤壳20g，瓜蒌20g，丹皮30g，吴茱萸20g，鸡血藤30g，七叶一枝花20g。

制作与食用

①先将上药放入瓦罐中，煎煮30分钟，然后倒入坐式熏蒸器中。

②加热10分钟后，再坐到熏蒸袋里。每次最多30分钟，每日1次，药液可连用3次，之后更换。

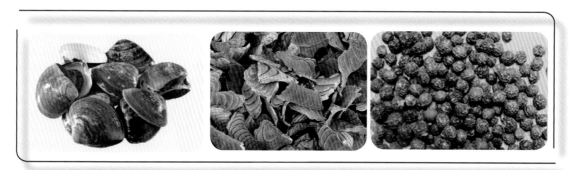

5.食疗

红枣花生炖猪脚

配方：红皮花生米 250g，红枣 150g，莲子肉 250g，猪蹄 3 ~ 4 个。

做法：先将猪蹄去毛洗净，用 1500 ~ 2000ml 水慢火熬 3 小时后，将花生、红枣和莲子放进去，同煮 1 小时。每天早晨和临睡前空腹喝 1 小碗。

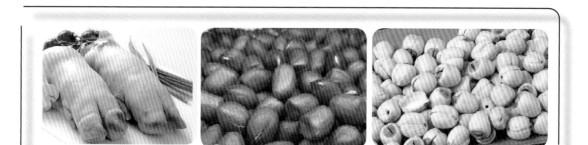

温馨提醒

此外，要多吃卷心菜、菜花、葵花子油、芝麻油等富含维生素E的食品和富含维生素B_2的动物内脏、蛋类、奶类及豆制品，以及富含维生素B_6的谷类、豆类、瘦肉等。

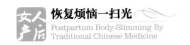
五、子宫恢复，还原女人独有的美丽

子宫是女性重要的生殖器官，也是宝宝最初的摇篮，更是我们美丽"后花园"的一角，它可以说是我们作为女性行使特权所仰仗的资本。花到了时候会开，果子到了季节会结，女性到了合适的年龄阶段也会有孩子。在我们顺应自然规律，全力以赴地孕育出下一代后，我们的精力会折损不少，而子宫更是元气大伤，身体也会变得羸弱，容颜也会显得憔悴。

要让身体重新恢复美丽和生机，养护好子宫不能有半点迟疑。子宫在中医里属于胞宫的别称，但所指的范围比胞宫要小。它位于人体带脉以下，小腹正中，前临膀胱，后有直肠，下接阴道，是女性重要的生殖器官。

产后变化最大的当属子宫了。随着胎儿及胎盘的排出，产后妈妈的子宫开始收缩、复旧。而如果此时子宫收缩得不好，复原得慢，或者出现其他异常情况，子宫的功能就会降低，从而无法抵抗外来的邪毒，导致炎症等妇科疾病的发生，对产后妈妈以后的生活和健康造成重大的影响。

1. 摩腹法

最佳体位：站位、坐位　　**按摩介质：**润肤（精油、露、乳液）

放松：产后妈妈将适量润肤露等均匀涂抹于腹部。

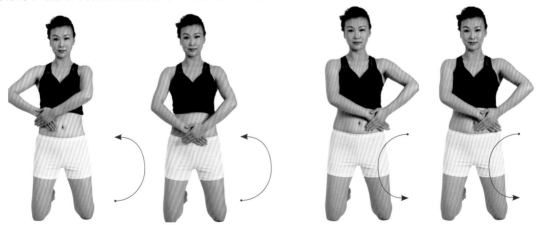

双掌叠放置于小腹前，绕着肚脐逆时针摩至润肤露被完全吸收。然后再以顺时针的方向摩。

温馨提醒

洗完澡待皮肤水分干后再进行腹部按摩，效果更佳。

2. 刮痧法

最佳体位：站位、坐位　　刮痧介质：刮痧板、橄榄油、甘油

放松：产后妈妈在腹部涂抹橄榄油，并轻轻揉按。

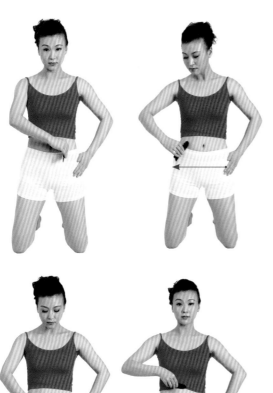

①产后妈妈取站位或坐位。用刮痧板由腹部左边刮向右边，再由右边刮到左边反复刮。

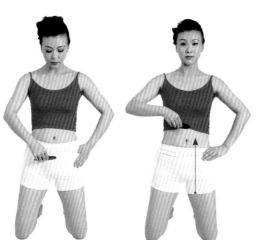

②接着用刮痧板由腹部底部往上单向刮。刮至肌肤微红。

温馨提醒

刮的时候手法的轻重要掌握好，先轻后重，方向是由上至下，力度以自身能承受为限，切不可使用蛮力，还有记得要时时保持肌肤的润滑，不然硬硬的刮痧板会刮伤我们娇嫩的肌肤。另外还要提醒产后妈妈，肚子饿的时候和刚吃饱饭的情况下最好不要进行刮痧，以免血糖突然过高或过低会伤害到自己的身体。

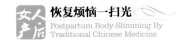
3. 中药包热敷法

配方：人参30g，生黄芪30g，当归（酒洗）30g，土炒白术15g，川芎（酒洗）9g，升麻0.3g。

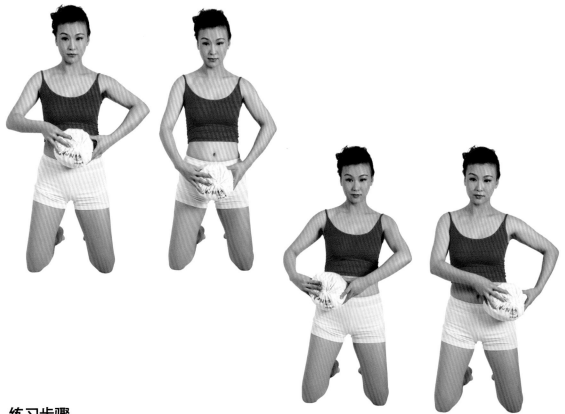

练习步骤

产后妈妈取站位或坐位，将药包先后放在腹部的上下左右各个部位。当药包慢慢冷却时，逐层拿掉包裹的毛巾。每天热敷40分钟左右。

做法

①将中药磨粉，入锅干炒。炒热后，加入250g醋再炒，炒至醋完全吸入药中。②把炒好的药分别放入40cm×30cm的两个棉布袋中。③每次使用前将药袋上笼蒸15分钟，或用微波炉加热15分钟，即成。④用干毛巾包裹药包，使其不烫皮肤。

温馨提醒

药袋可反复使用10天左右。

六、骨盆恢复，
为形体恢复打下基础

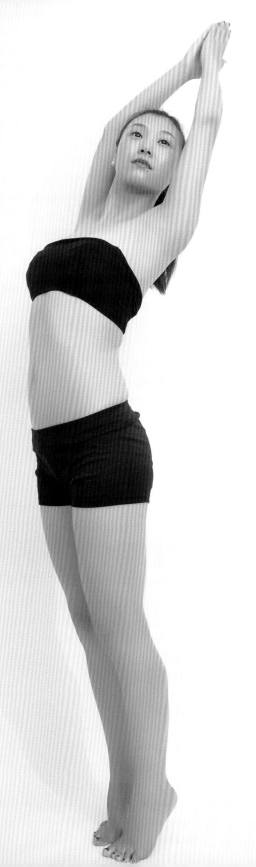

妈妈的骨盆和子宫可以说是帮助宝宝来到人世间的最大功臣。在怀孕时，骨盆就像是支撑胎儿、胎盘及其他子宫脏器的一个支架。

由于怀孕期间长时间的负重，以及分娩时的过度扩张，盆底肌及其筋膜的弹性会减弱，并且盆底肌肌纤维部分断裂的情况时有发生。

若盆底肌及其筋膜发生严重断裂就会造成盆底（即骨盆）的松弛。

盆底肌及其筋膜松弛的危害：

危害一：严重盆底的盆底肌及其筋膜的松弛会导致阴道壁的膨出，甚至子宫脱垂。

危害二：会使下半身的血液循环及新陈代谢能力变差，容易导致下半身肥胖、腰部肌肉松弛等问题。

危害三：还可能造成下腹部两侧肌肉不平衡，使一侧下腹部明显突出，这种突出是任何节食和运动都无法恢复的。

危害四：盆底肌及其筋膜松弛还可能引发多种妇科疾病。

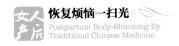

下面我先来做一下骨盆测试吧，自我检测一下，你的骨盆还好吗？

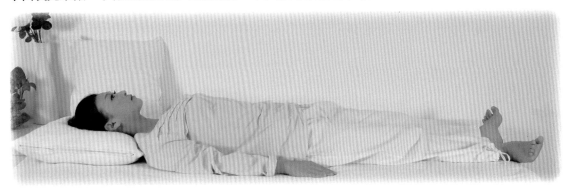

测试部位及内容	测试结果
用手摸摸自己的腰部下面两侧，是否一侧胖一侧瘦。	◯ YES ◯ NO
仰面躺在床上，放松下肢，看左右脚踝倾斜的角度是否不一致。	◯ YES ◯ NO
仰面平躺于床上，看看腰部是否悬空。腰部距离床面中间，是不是有可以放入一个鸡蛋大小的空间。	◯ YES ◯ NO
对着镜子看一下自己的腰部，两边是否有不对称的情形，比如脚关节是否突出，两边臀部是否一样大。	◯ YES ◯ NO
从侧面看腰部即臀部的曲线弧度是否过大（侧面看起来臀部特别翘，腰部后面弯曲度特别大）。	◯ YES ◯ NO

　　如果你的答案是 YES，说明你的骨盆已经出现变形的情况了。而 YES 的数量越多，说明变形得越严重。

瑜伽体式：蝴蝶变形式

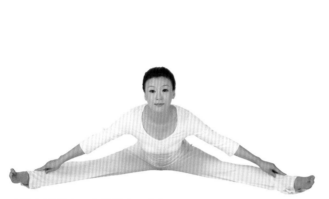

①坐在地面上，宽阔地向两侧打开双腿，保持双腿伸直。呼气，将上半身向下压，用双手分别握住同侧脚踝。

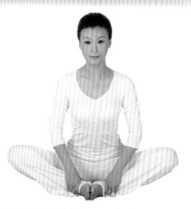

②将两脚跟拉向会阴，脚掌相贴，颈、背部顺势挺直，膝盖下压，不能抬起。

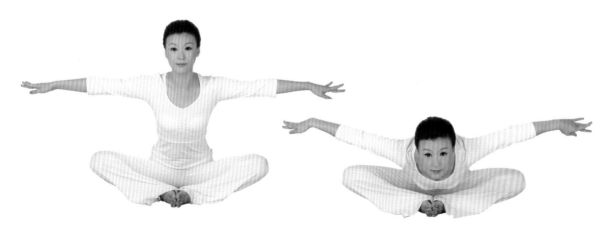

③身体其他部位保持不动，将双臂向身体两侧平举，伸直。

④ 呼气，上半身下压，仰头，眼睛平视前方，手掌的位置不变，手臂外展，感觉胸部被完全打开。

体式功效

通过下压双腿，促进骨盆的血液循环，妇科炎症不来扰。保养卵巢，进而改善肤色，令肌肤白里透红。

练习诀窍

①双腿下压时，尽量使两膝打开贴地。② 对柔韧性要求较高，不可勉强练习。

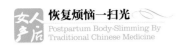

七、阴道恢复，产后私密不求人

有人说做女人很麻烦，这一点也不假，也许连我们自己都会点头认同。

每个月要面临月经的烦扰，在分娩后还要忍受阴道撕裂带来的疼痛，这也就罢了，如果不小心招惹了细菌或者病毒，由此引发的各种炎症更是缠绵难愈，真是让人抓狂不已。

为了健康的长久之计，我们对阴道的养护也不应该怠慢。阴道，又名子肠，最早见于《诸病源候论》。位于子宫和外阴之间，是月经流出和胎儿分娩出的通道。生产时阴道会较为松弛、宽阔，分娩时由于胎儿的降临要通过阴道，所以会造成阴道局部肿胀或小的撕裂。如果此时阴道得不到好的恢复和护理，阴道炎症和阴道松弛等问题就会常伴产后妈妈左右了。阴道的养护是产后妈妈们必须关注的问题之一。

1. 自我悬灸法

选穴： 太冲、中极、曲骨、会阴

取穴精要

太冲：在足背侧，当第一跖骨间隙的后方凹陷处。艾灸此穴能疏肝理气，益气敛气。

中极：在脐下五横指处。

曲骨：位于腹下部耻骨联合上缘上方凹陷处。

会阴：大阴唇后联合与肛门连线的中点。艾灸中极、曲骨和会阴，有助于从局部益气收摄，促进阴道皱襞弹性纤维修复。

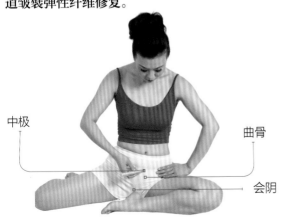

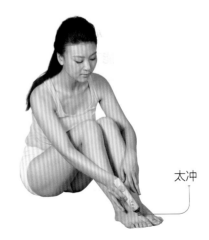

中极　　曲骨　　会阴　　太冲

操作要领

产后妈妈取坐位。将艾条的一端点燃，先后正对太冲、中极、曲骨、会阴等穴，距皮肤2～3cm。每次10～20分钟。

温馨提醒

产后妈妈艾灸时，热度以能耐受的最大热感为佳。对于体虚、局部知觉迟钝的妈妈，操作时可将中、食两指分开，置于施灸部位的两侧，这样可以通过手指的感觉来测知穴位局部的受热程度，以便随时调节施灸的距离和防止烫伤。

2. 中药熏蒸法

工具： 熏蒸袋、中药方剂　　**最佳体位：** 坐位

配方： 准备粗盐100g，黄芪50g，当归身30g，吴茱萸20g，炙甘草20g。

做法：

①产后妈妈将中药材装入布袋，然后放在蒸发器上。

②先预热5～10分钟后把衣服脱掉，然后再坐到熏蒸袋里。熏蒸的时间不宜过长，每次最多30分钟。

温馨提醒

①饥饿、过度疲劳、饮食之后都不宜进行熏蒸。

②体质虚弱、有开放性创口和患有感染性等疾病的妈妈也不宜进行熏蒸。

③经期不宜熏蒸。

3. 提肛运动

　　分娩是致使产后妈妈阴道松弛的罪魁祸首，而之所以会产生阴道松弛的现象，主要是由于产后耻骨尾骨肌功能下降了，因此，防治产后阴道松弛，最好的方法就是锻炼耻骨尾骨肌。产后妈妈们可以常做提肛练习，这样随时随地都能锻炼到身体。

练习步骤

吸气时用力使肛门收缩，呼气时再放松，如此反复。

注意事项

①20～30次为一组，一次做5～6组，每天锻炼2～3次。②锻炼时可采用慢速收缩、快速收缩或两种方式交叉进行的方式。③经期不宜熏蒸。

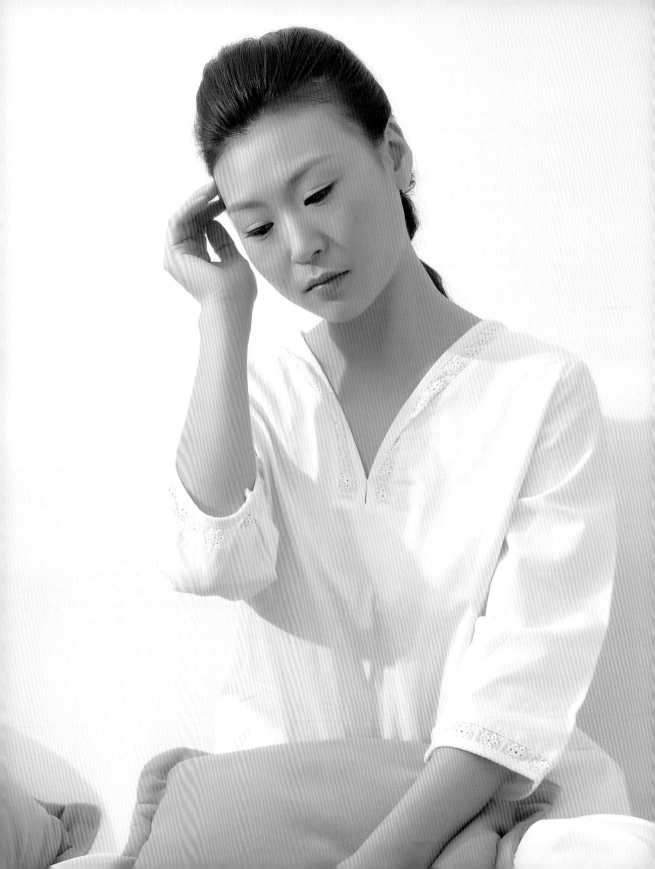

第二章

产后病痛烦恼一扫光

Chan hou bing tong fan nao yi sao guang

生完孩子，全家欢喜，

可有些新妈妈却怎么也高兴不起来。

身体在一天天的恢复，可总是有些不舒服，

疼痛，反反复复，去了又来，让人纠结！

是病？不是病？

真的搞不懂。

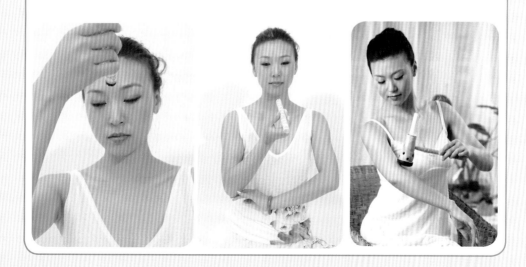

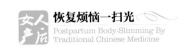

一、无痛一身轻，
远离月子痛烦恼（产后腰痛、肩臂痛）

因为工作的关系，总有一些距离远的患者在网上给我发邮件或留言，向我咨询用中医方法治疗病痛的小妙方，因此我每周都会抽出一部分时间来回复患者的邮件。这天我照常坐在电脑前，没想到无意中点开的一封邮件却让我聚精会神地坐在那里看了好久。

发这封邮件的是燕燕，曾经在我这里用中医疗法治疗过阴道炎。当年病好后没多久就生了个可爱的胖小子，看着小家伙的照片，我心里也一阵欢喜。

燕燕向我述说了她生完宝宝之后，和婆婆之间产生了许多误会，身体也不知道怎么了，总是莫名的疼痛。宝宝是11月底出生的，在月子期间，婆婆操了不少心。每天很早就起床，将门窗打开。婆婆说这样家里空气能对流，不容易长细菌。11月底，南方的天气已经比较阴冷了，从小在北方长大的燕燕有些不适应，总感觉身上冷飕飕的。后来燕燕实在感觉冷，和婆婆协商多次之后，婆婆才答应将门关上，窗子开着。

过了没多久，燕燕就感觉自己的肩臂疼痛得厉害，腰也疼痛不已。自己总想在床上躺着。婆婆及朋友都劝她多下床走走，活动活动，说这样恢复得快。燕燕也试着下床活动，但活动一会儿胳膊和腰就愈发疼了，有时候多抱了一会儿宝宝，胳膊都要疼上好几天。

婆婆说她这是太娇惯了，缺乏锻炼所致。燕燕也百口莫辩，不知道自己这是怎么了。后来天气转暖，燕燕身体相对好了一点，但是腰还会时不时地疼痛一下，不能干重活。婆婆的脸色一天比一天难看。

苦恼不已的燕燕想起了我，就抱着试试看的心理给我发了这封邮件，希望我能给她一些帮助。看完邮件，我心里已经明白，让燕燕深受其苦的其实是中医所说的"产后身痛"，也可以叫作"产后风湿痛"，甚至有人称之为"产后中风"、"产后痉"。

燕燕因为生完孩子后气血双亏，加上每天都开着窗户，感染了风寒，导致身体经络麻痹，筋脉关节失养，出现胳膊疼痛、腰酸软就不奇怪了。我给燕燕回了封邮件，让她买几盒艾灸条，自己做艾灸。一段时间之后，燕燕给我回了邮件，她说自己产后肩痛腰臂痛的毛病好了很多，有时间再到我店里来复查。

1. 艾灸条

选穴： 手五里、肩井、天宗、肩外俞、关元

取穴精要

手五里：在手臂外侧，曲池与肩髃连线上，穴曲池上四横指处。艾灸此穴能理气散结，通经活络，对消除肩臂疼痛有很好的效果。

肩井：大椎与肩峰端连线的中点处。艾灸此穴对治疗肩背瘆痛、手臂不举、颈项强痛等症有很好的效果。

天宗：肩胛骨下窝的中央凹陷处。艾灸此穴对肩胛疼痛、肘臂外后侧痛有很好的疗效，另外经常灸疗此穴对气喘、乳痈也有很好的效果。

肩外俞：背部，当第一胸椎棘突下，旁开3寸处。艾灸此穴对颈椎病、肩胛区神经痛、痉挛、麻痹、肩背疼痛、颈项强急等有特效。

关元：在下腹部，前正中线上，脐下3寸处。关元穴为保健强壮要穴，艾灸此穴能提升整体阳气。

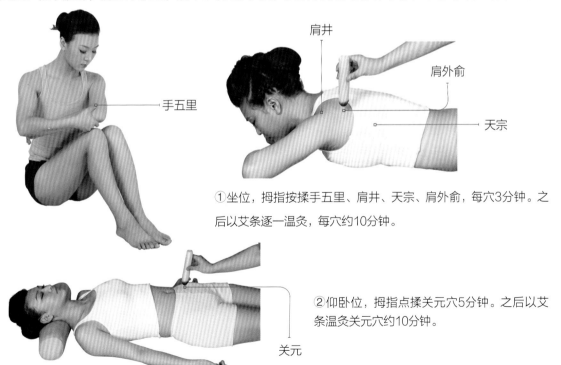

①坐位，拇指按揉手五里、肩井、天宗、肩外俞，每穴3分钟。之后以艾条逐一温灸，每穴约10分钟。

②仰卧位，拇指点揉关元穴5分钟。之后以艾条温灸关元穴约10分钟。

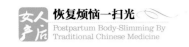
操作要领

①按摩穴位的同时用酒精灯点燃艾条。②注意观察受灸者的温度反应，适时调整。③注意随时清理艾条上的艾灰，以免掉落烫伤受灸者。④手法上采用定点温灸、回旋灸、雀啄灸配合运用。⑤每穴以皮肤红润为度。

> **艾灸小贴士**
>
> ①施灸期间注意休息。②在做艾灸前可以适当用姜汁泡脚，有暖中止呕之效。③适时运动上肢，活动关节。④保持乐观心态，适时调整自己的情绪。⑤每次灸完后注意保暖。⑥每天1次，10次为1疗程，2～3个疗程即可。

2. 中药包热敷

祛头痛配方：粗盐200g，羌活30g，防风30g，苍术20g，白芷20g，川芎20g，细辛9g，甘草9g。

祛背痛配方：红花30g，艾叶30g，川芎30g，透骨草30g，威灵仙30g，徐长卿30g，伸筋草30g，牛膝30g，草乌30g等18种。

祛腰痛配方：粗盐200g，独活30g，防风15g，秦艽15g，肉桂15g，细辛9g，桑寄生15g，牛膝15g，杜仲15g，当归15g，芍药15g，茯苓15g，甘草9g。

祛四肢关节痛配方：粗盐100g，生姜15g，小茴香15g，花椒15g，独活10g，羌活10g。

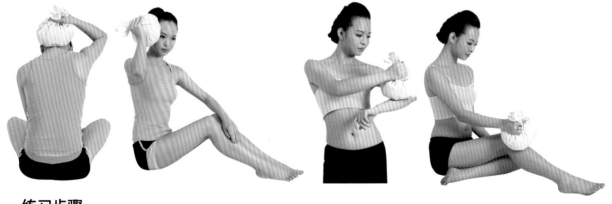

练习步骤

①将中药磨粉，入锅干炒。炒热后，加入250g醋再炒，炒至醋完全吸入药中。②把炒好的药分别放入20cm×30cm的两个棉布袋中。③每次使用前将药袋上笼蒸15分钟，或用微波炉加热15分钟，即成。④用干毛巾包裹药包，使其不烫皮肤。⑤产后妈妈将药包先后放在身体疼痛部位。每天热敷40分钟左右。药袋可反复使用10天左右。

二、补气养血，产后不再无端闭经

人们常常用花来比喻女人，说女人就像花儿一样娇俏，像花儿一样美好。从中医的角度来解释，这个比喻也十分贴切。女人气血充足，血液循环畅通，则像一朵开得正娇艳的花，香气袭人；气血虚弱，运行受阻的女人则像一朵快要枯萎的花，皱纹、色斑、青春痘等就很快布满"花瓣"。

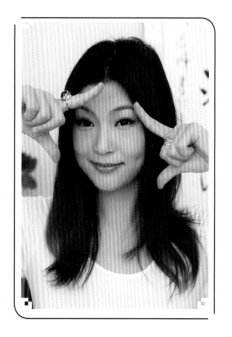

曾经接到一个新妈妈的求助电话。她说自己在产后，一直觉得浑身没有力气，日渐消瘦，面色也没了产前的红润，并且最令她烦心的是产后月经竟然莫名其妙地停了。

号脉之后，我发现她先天肝肾不足，生完宝宝后恢复不好，导致肾气不足，影响到了肝脏的藏血功能，引起了血枯性闭经。肝主冲脉，冲脉主管月经，冲脉盛则血海充盈，月经正常。当肝血少，冲脉就没有了足够的血液营养，时间久了就无血可下，从而闭经。

出现闭经的现象也不要着急，可以吃一些滋补肝肾的食物，比如枸杞子、银耳、木耳、椰子、核桃等。同时可以用艾灸的方法来调节。特别是艾灸气海穴，对此类问题有很显著的疗效。

为什么选择气海穴来灸呢？因为气海穴可调经固经，具有很好的调理月经的功效，可以治疗闭经、崩漏、痛经等月经病症。对女性来说，能活跃肾气，补充肾阳不足，促进气血运行，有温经活血、暖宫散寒、防治痛经的作用。

1. 艾灸

选穴： 脾俞、气海、关元、血海

取穴精要

脾俞：在背部，第十一胸椎棘突下，两侧旁开1.5寸处。脾主统血，艾灸此穴能有效增强脾脏的造血能力，对治疗闭经有良好的效果。

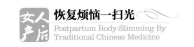
气海：在下腹部，前正中线上，当脐中下1.5寸处。气海穴具有调经固经的功效，艾灸此穴能很好地调理月经，对治疗闭经、崩漏、痛经等月经病症有非常好的疗效。

关元：在脐下3寸，腹中线上，仰卧取穴（四指横放即为3寸处）。关元穴具有培肾固本、调气回阳的作用。对女性来说，艾灸此穴能活跃肾气，补充肾阳不足，促进气血运行。

血海：正坐屈膝，在大腿内侧，髌骨内侧端上2寸，当股四头肌内侧头的隆起处。艾灸此穴具有调经统血、健脾化湿的作用。

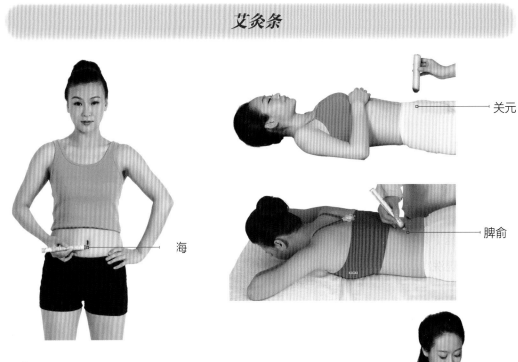

艾灸条

关元

脾俞

海

血海

练习步骤

①拇指依次按摩气海、关元、血海。每穴按摩1~5分钟。②手持艾条依次温灸气海、关元、血海。每穴5~10分钟。③拇指按揉脾俞，1~3分钟后，以艾条温灸此穴10~15分钟。

操作要领

①按摩穴位的同时用酒精灯点燃艾条。②注意观察受灸者的温度反应，适时调整。③手法上采用雀啄灸、回旋灸、定点温灸配合运作。④注意随时清理艾条上的艾灰，以免掉落烫伤受灸者。⑤每穴以皮肤红润为度。

2. 按摩

按摩介质：滋阴柔肝药油、滑石粉

最佳体位：坐位

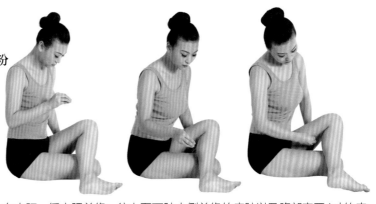

练习步骤

产后妈妈取坐位。从足大趾内侧沿赤白肉际，循内踝前缘，往上至下肢内侧前缘的皮肤以及腹部旁开4寸的皮肤及脾经所过处处皮肤，涂以滑石粉和益气健脾药油，用雀啄法循着经络由下往上进行敲打。

注意事项

指甲不宜过长，以免刮伤自己。也可以橄榄油、护肤品代替，使局部皮肤保持润滑。

3. 食疗

山药美白汤

功效： 补气养血。

材料： 鸡腿 1 只，新鲜山药 600g，玉竹 3 钱，白芷 3 钱，枸杞 3 钱，生姜片 2 片。

做法： 鸡腿洗净切块。将 600ml 水注入锅中煮开后，放入生姜片及切块鸡腿煮滚去血水，取出鸡腿用冷水洗干净。将 1500ml 水注入锅中煮开后，放入鸡腿煮 10 分钟，加入其他材料，用小火煮半小时即可。

美白养肤汤

功效： 美白去湿，补中益气。

材料： 白芷 5g，玉竹 5g，薏米 50g，土鸡半只，姜 1 块，盐 1 茶匙（5 克）。

做法： 将土鸡洗净。锅中倒入水大火煮沸后，放入鸡焯烫至变色后捞出，锅中的水倒掉不要。姜切成片，或用刀拍散。白芷、玉竹和薏米用清水洗净。将焯好的鸡放入砂锅中，一次性倒入足量冷水，大火煮开后，改成小火，放入姜片、白芷、玉竹和薏米，盖上盖子用小火煲 2 小时，最后调入盐即可。

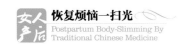

三、通则不痛，找准原因巧治痛经

南方城市的夏天给人最大的感受就是一个字"热"。为了避暑，人们想出了各种招数：吃西瓜、喝冰水、游泳等，而最常见的办法就是躲在房间里吹空调。为了快速地达到降温效果，大家习惯于将空调的温度开得很低。于是一个有趣的现象就出现了，室外的人穿着短袖冒着汗，室内的人吹着冷气穿着长袖。

公司同事笑笑特别怕冷，天气稍凉一点她就手脚冰凉。笑笑说在她以前的公司，办公室里大多是年轻血气方刚的男同事，才进入初夏，办公室的温度就早早地下降到了 22℃ 左右。每到这时她都左右为难，既要考虑到大多数人的感受，又不敢穿得太薄，所以只好长期在办公室里准备一件外套。往往还是深秋的时候，别人穿一件厚外套，她却要穿上小棉袄了，同事们都亲昵地称她为"小熊宝宝"，可是"小熊宝宝"有更苦恼的事情：冰冷的冬夜，冰冷的床单。

即使盖着厚厚的棉被，保暖的羽绒被，她仍然感觉被子里冷冰冰没有一丝热气，有时候甚至不得不像老人一样铺上电热毯，怀里抱着暖宝才能睡着。最要命的是来月经的时候经常痛得脸色发青，甚至只能卧床休养。有一次月经期间，公司正好安排她主持一个重要的会议，前一天还精力充沛的她，却因为疼得起不来床，只能临时请假，公司只得临时找人代替。这次突发事件对公司造成了一定的损失，虽然公司领导了解到笑笑的特殊情况后，并没有追究，但是责任心很强的笑笑却感到内疚不已。

有一次笑笑趁着休息时间特意让我帮她看看。她不知道的是，我其实早就在观察她了，小姑娘不仅特别怕冷，还不敢吃寒凉的东西，吃寒一点凉一点的东西搞不好还会拉肚子。我故意逗她说，你的肾可能出了毛病，中医管你这种状况叫作"肾阳虚"。不赶紧治的话，以后可能会出大毛病哦。

她紧张地问我有没有什么好办法？我笑着对她说，不用太担心，不是特别严重。我问她是不是经常感觉腰酸背痛，手脚冰凉，并且经常会出现痛经的现象。

她连连点头称是。

我接着跟她解释道：肾主一身之阳，当肾阳不足，子宫得不到阳气温煦，就会造成寒气凝聚、经络不通、血行不畅。中医说"不通则痛，痛则不通"，就是这个道理。而你出现的怕冷、手脚冰凉、腰膝酸软等症状正好与"肾阳虚"相符。

听完我的解释，笑笑着急地问我该吃什么药才能治好。我告诉她，那就用我们传统的中医灸疗办法——艾灸。一般在 1 ~ 3 个疗程后，体内寒气过重、痛经、手脚冰冷等症状就会有明显的好转。

1. 灸疗法

选穴： 大椎、肺俞、风门、中脘、关元

取穴精要：

中脘：在上腹部，前正中线上，当脐中上4寸处。艾灸此穴能暖胃健脾，提高胃部水谷精微运化能力，提升脾脏的造血能力。

肺俞：在背部，第三胸椎棘突下，两侧旁开1.5寸处。肺俞穴是肺脏经气输注于背部的穴位，艾灸此穴可以补肺气，调肺脏。

风门：在背部，第二胸椎棘突下，旁开1.5寸处。艾灸此穴可以益气固卫，提升体内气血运化能力。

大椎：后正中线上，第七颈椎棘突（即低头时颈背最突起的骨头）下凹陷中。大椎穴属督脉，有通督行气、贯通督脉上下的作用，艾灸此穴能通畅经络，消除血气瘀滞。

关元：肚脐下3寸处。关元穴具有补肾益精、回阳固脱、调理冲任、扶正固本的作用。艾灸此穴能有效提升体内阳气，祛除体内寒气，通经畅血。

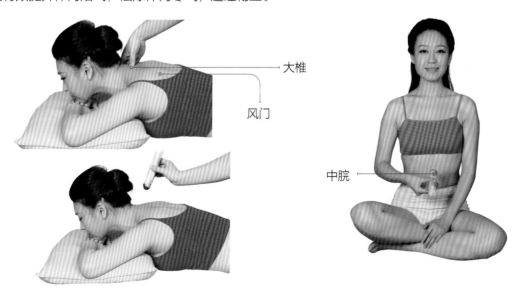

大椎

风门

中脘

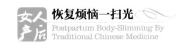
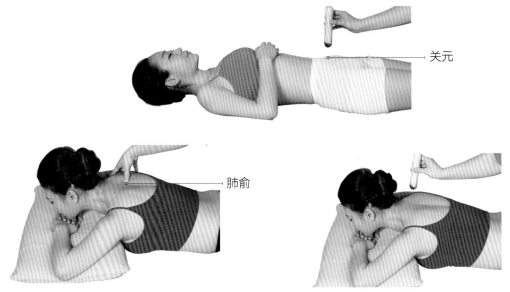

关元

肺俞

练习步骤

①拇指依次按摩肺俞、风门、大椎。手持艾条依次温灸肺俞、风门、大椎。②每穴5~10分钟。③拇指依次按摩关元、中脘。④手持艾条依次温灸关元、中脘。每穴5~10分钟。

操作要领

①按摩穴位的同时用酒精灯点燃艾条。②注意观察受灸者的温度反应，适时调整。③手法上采用雀啄灸、回旋灸、定点温灸配合运作。④注意随时清理艾条上的艾灰，以免掉落烫伤受灸者。⑤每穴以皮肤红润为度。

2. 食疗

补血当归蛋

功效：当归、红枣、红糖都是补血之物，黄芪可以补气，在生理期之前的三四天或者经后一周。晚上空腹吃蛋喝汤，连吃两天。如果能够坚持几个月，不但会面若桃花，还能防治痛经。

材料：当归10g，黄芪少量，鸡蛋2个，红枣6个，红糖1勺。

做法：把带壳的鸡蛋、当归、黄芪分别洗净，红枣温水泡发后掰开去核，把它们一起放入砂锅，再加两碗水，大火烧开之后转中小火煮10分钟左右，鸡蛋捞出剥壳，用干净的针在蛋上刺几个孔，再放回锅内，小火煎至水只有一碗时，放红糖。继续煮5分钟左右即可。

四、生发阳气，调理月经失调

我有个朋友是政府办证大厅的办事员。很多人都认为这份工作很清闲，其实不然。因为每天都有大量的证件需要办理，她经常忙得连吃午饭的时间都没有，常常在岗位上一坐就是八九个小时。即便这样，也并不是所有的人都能理解她的辛苦，相反还经常受到别人的白眼。

有一天她刚刚上班，才走到办公室门口就发现有好几个人神情焦急地在等着，她赶紧到办公室坐下来。没曾想，一坐到椅子上，就觉得有什么不对劲。她心里"咯噔"一下，猜想是不是月经来了，不过转念一算，还没到日子呢，应该不是。她也就顾不得那么多，专心地开始一天的工作。直到中午下班，她赶紧站起身跑到卫生间，谁知，还真是"好朋友"提前驾到了。好在她平时有在包里预备卫生巾的习惯，要不然可真的糗大了。

从那天后，接下来的一个月出现了更离谱的现象，竟然来了两次月经。搞得她心烦气躁，回家带不好孩子，工作状态也不好，甚至还引发了一点家庭小争吵。这不，趁着星期天能有一点时间休息，她就到我这里来了，让我帮她调理调理。

我看她着急的模样，问她，你平时工作压力太大了吧？

她说，干我们这一行的，别人不理解，你还不清楚？前一段时间要迎接上级检查，全单位的人都在加班加点。你说我能落在别人后面吗？只好每天都和同事一起加班到凌晨。哎，好不容易回到家吧，还要做家务带孩子。说真的，再这样下去我都要崩溃了。

我严肃地告诉她，你再这样当"拼命三郎"的话，别说心理崩溃，身体也会垮掉的，到时候可就不是月经提前这么简单了。

这种情况主要是因为生活不规律，心理压力过大引发了肝和脾上的毛病。肝是我们情绪的"主管"，长期生活压力过大，肝不能够及时疏泄体内的火气，月经也就不正常。脾是主管血液运行的，太过劳累，饮食不规律，脾得不到足够的营养，就没办法使气血正常运行，月经提前自然不足为怪了。

1.中药配方

配方一：生地黄 20g，地骨皮 15g，黄芩 10g，沙参 20g，甘草 6g，白芍 20g，田七末 4g，白及 10g，旱莲草 20g，女贞子 20g，茜草根 20g。

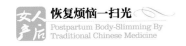

功效：有滋补肝肾，养阴清热之功。主治阴虚内热导致的月经提前。

用法：服 7 剂为 1 个疗程，每日 1 剂，水煎，分 2 次服。以后于每月经周期服 1 个疗程。此病禁忌：少食辛温之品。服药之初宜素食。

　　配方二：党参 15g，当归 10g，黄连 20g，熟地黄 10g，肉桂 3g，附子 10g，菟丝子 20g，续断 15g，白芍 10g，甘草 6g。

功效：补肾填精，养血美颜。主治月经延迟、月经量少、闭经、不孕等辨证属于肾虚精血不足者；检查为第二性征发育不良、子宫发育不良、卵巢功能不足者。

用法：每天 1 剂，每剂煎 2 次，分别于中、晚饭后服用，连服 1 周。以后用此方于每月行经期间服用。

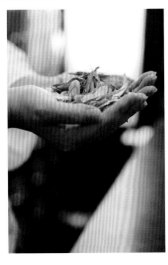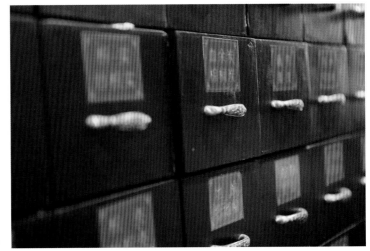

2. 灸疗法

选穴：太冲、足三里、脾俞、次髎

取穴精要

太冲：足背侧，在第一跖骨间隙的后方凹陷处。舒肝养血。艾灸此穴可治疗月经不调、痛经、闭经、带下等妇科疾病。

足三里：小腿前外侧，犊鼻下（膝盖骨下缘）3寸，距胫骨前缘约一横指处。艾灸此穴能有效提升身体的免疫力、增强抗病能力，业内有一句话这样说：常按足三里，胜吃老母鸡。

脾俞：在背部，第十一胸椎棘突下，两侧旁开1.5寸。艾灸此穴能健脾和胃，促使我们体内气血正常运行，从而起到调理月经的作用。

次髎：在髂后上棘下与后正中线之间，适对第二骶后孔中。艾灸此穴能强腰补肾，调经活血，还有行气止痛的效果。

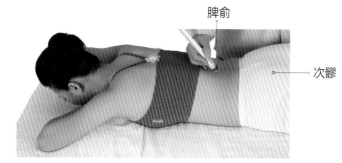

①拇指依次按摩次髎、脾俞。每穴约5分钟。再依次温灸次髎、脾俞。每穴5~10分钟。

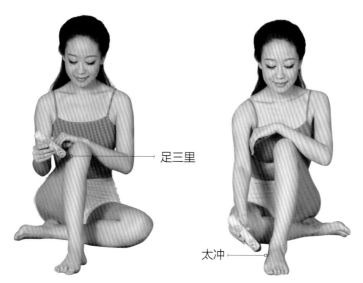

②拇指依次按摩足三里、太冲。每穴约5分钟。再依次温灸足三里、太冲，每穴5~10分钟。

操作要领

①按摩穴位的同时用酒精灯点燃艾条。②注意观察受灸者的温度反应，适时调整。③ 手法上采用雀啄灸、回旋灸、定点温灸配合运作。④注意随时清理艾条上的艾灰，以免掉落烫伤受灸者。

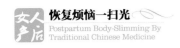

五、气血充足，产后不便秘

经常有一些妈妈打电话来咨询关于产后便秘的问题，有不少妈妈是产前就有轻微的便秘，产后加重了病情，还有一些妈妈是产后突然出现了便秘问题。

一般来讲，引起产后便秘的原因主要有以下5点：

①产后人体虚弱排便力量减弱，胃肠功能减低，蠕动缓慢，肠内容物停留过久，水分被过度吸收所致。

②怀孕期间，运动太少，经过妊娠腹部过度膨胀，导致腹壁和骨盆底的肌肉收缩力量不足，引起产后便秘。

③分娩晚期，会阴和骨盆或多或少的损伤，产后恢复不好，神经反射抑止排便动作。

④产后饮食过于讲究所谓高营养，吃得太精细，缺乏纤维素，食物残渣减少，导致便秘。

⑤产后由于下床活动不便，许多产妇又不习惯在床上用便盆排便，总是憋着，导致了便秘。

患者可以买一些新鲜的马铃薯，然后将它们加冷开水搅拌成汁，每天早晚一杯，坚持喝上3个星期左右，便秘情况就会得到很大改善。马铃薯能补脾益气，缓急止痛，通利大便。另外，产后便秘还可以通过以下方法解决。

选穴： 天枢、支沟、长强、大肠俞

取穴精要

天枢：在腹部，肚脐两侧旁开2寸处。艾灸此穴能够将体内毒素及时排出，并对治疗便秘、腹泻、肠鸣等病症有很好的效果。

支沟：在前臂后区，腕背侧远端横纹上3寸，尺骨与桡骨间隙中点。此穴为治疗便秘的经验效穴，经常艾灸此穴还可治疗其他消化系统疾病，如腹痛、呕吐、泄泻等症。

长强：尾骨尖下0.5寸，尾骨尖端与肛门的中点。艾灸此穴能有效治疗便秘，让体内毒素及时排出体外。

大肠俞：在腰部，当第四腰椎棘突下，旁开1.5寸处。艾灸此穴能理气降逆，调和肠胃。

1. 灸法：有烟艾条灸

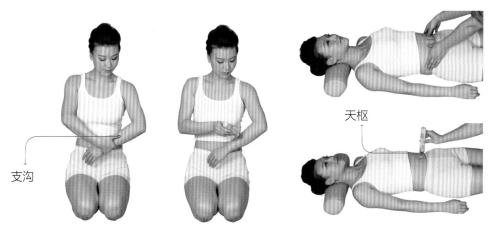

支沟

天枢

①拇指按摩天枢、支沟，每穴5分钟左右。之后依次用艾条灸天枢、支沟，每穴5～10分钟。

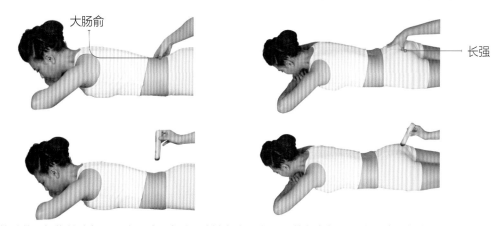

大肠俞

长强

②俯卧位，拇指按摩长强、大肠俞，每穴5分钟左右。之后用艾条灸长强、大肠俞，每穴5～10分钟。

操作要领

①按摩穴位的同时用酒精灯点燃艾条。②注意观察受灸者的温度反应，适时调整。③注意随时清理艾条上的艾灰，以免掉落烫伤受灸者。④手法上采用定点温灸、回旋灸、雀啄灸配合运用。⑤每穴以皮肤红润为度。

> **艾灸小贴士**
>
> ①施灸期间注意休息。②做艾灸前可用荷叶煮水泡脚，除湿瘦身。③适当喝荷叶茶或绿茶均有辅助效果。④每天1次，12次为1疗程，2～3个疗程即可。

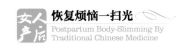
六、恶露不止

妈妈分娩后就会有大量恶露流出，恶露是指分娩时，羊水、血液以及胎盘组织剥离物的混合体。恶露的持续时间一般是 42 天，大约四周，这段时间内，妈妈身体非常虚弱和敏感。分娩时，由于胎儿压迫会阴部，以及医生助产时在会阴部的操作，产后会阴部常会发生充血和水肿，并且为了防止生产时产道出现撕裂伤，一般都会进行会阴侧切的小手术，使伤口更会感觉疼痛。

这段时间内如果护理不当，不注意清洁卫生，非常容易出现产后感染，影响身体的健康，并会给今后的生活带来诸多的烦恼。

产后恶露不绝、恶露不净就是产后 3 周以上，仍有阴道出血。常见于三种情况：

①组织物残留，可因妊娠月份较大，或子宫畸形、子宫肌瘤等原因，也可因手术操作者技术不熟练，致使妊娠组织物未完全清除，导致部分组织物残留于宫腔内。此时除了恶露不净，还有出血量时多时少，内夹血块，并伴有阵阵腹痛。

②宫腔感染，可因人流后洗盆浴，或卫生巾不洁，或人流后不久即行房事，也可因手术操作者消毒不严密等原因致使宫腔感染。此时恶露有臭味，腹部有压痛，并伴有发热，查血象可见白细胞总数升高。

③宫缩乏力，可因人流后未能很好休息，或平素身体虚弱多病，或手术时间过长，耗伤气血，致使宫缩乏力，恶露不绝。

由于症状表现不一，治疗也不尽相同，故应及时去医院请医生查找恶露不净的病因，并针对病因进行治疗。

1. 中药方

气虚型：产后恶露过期不止，量多，色淡红，质稀，无臭味，精神倦怠，四肢无力，气短懒言，小腹空坠，面色苍白，舌淡，苔薄白，脉缓弱。

药方： 人参、黄芪、甘草、当归、陈皮、升麻、柴胡、白术、阿胶、艾叶、益母草各15g。一起煎服。

若恶露不止又伴有腰酸肢软，头晕耳鸣的，可以加菟丝子10g、金樱子10g、川断5g、巴戟天10g，一起煎服。

血热型：产后恶露过期不止，量较多，色深红，质稠黏，气臭秽，口燥咽干，面色潮红，舌红，苔少，脉细数无力。

药方：生地 15g、熟地 15g、牛膝 10g、猪苓 10g、泽泻 5g、黄柏 10g、知母 10g、绿豆 15g、龙胆草 15g、车前子 15g、益母草 15g、七枝一叶花 10g、贯众 10g。一起煎服。

血瘀型：产后恶露过期不止，淋漓量少，色黯有块，小腹疼痛拒按，块下痛减，舌紫黯，或有瘀点，脉弦涩。

药方：当归 15g、川芎 10g、桃仁 15g、炮姜 15g、炙甘草 15g、益母草 15g、炒蒲黄 10g。一起煎服。

若恶露不止，气虚明显，小腹有空坠感，则可加入党参与黄芪一起煎服，若恶露异味大，并且患者口干咽燥，则可加马齿苋 15g、蒲公英 10g，一起煎服。

2. 食疗

生化汤

备 料：当归、桃仁各 15g，川芎 6g，黑姜 10g，甘草 3g，粳米 100g，红糖适量。

做 法：粳米淘洗干净，用清水浸泡 30 分钟，备用。用当归、桃仁、川芎、黑姜、甘草和水以 1∶10 的比例共同煎煮。所有原料用小火煮 30 分钟，取汁去渣。将药汁和淘洗干净的粳米熬煮为稀粥，调入红糖即可，温热服用。

营养功效：这款生化汤具有活血散热功效，可缓解产后血瘀腹痛，恶露不净，对于脸色青白、四肢不温的虚弱妈妈，有很好的调养温补的功效。只有妈妈身体恢复得好，宝宝的成长才有保证。

特别提醒：此汤对于产后手脚发凉的虚弱妈妈有很好的调养温补作用。

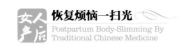
七、产后子宫脱垂

许多女人结婚前心里一心一意想的是老公。结婚后有了孩子，心里一心一意想的却只有孩子了。尤其是刚刚做妈妈的女性，总是将自己的全部心思放在孩子身上，完全忽略了自己才刚刚生产完，需要别人照顾。

其实作为一名中医推崇者，作为一个男人，我觉得女性更应该多关心自己的身体，尤其是产后子宫的保养。因为子宫是女性最重要的生殖器官之一，女人的美丽、健康都和子宫有重要的关系。许多新妈妈因为产后护理不好，出现了子宫脱垂的现象。

有一次一个新妈妈到我这里来做产后修复，期间跟我聊起身体状况，她说自从生完孩子之后，小便时总觉得有什么东西要脱出来一样，白带特别多，稀稀地像水一样。精神状态也不好，老觉得没力气，不想说话。

听完她的讲述，我心里猜想，不会是得了产后子宫脱垂吧？于是我安排馆里的专家给她做了细致的诊断，果然是子宫脱垂。从医学上讲，子宫脱垂是指子宫从正常位置沿阴道下滑至阴道外口，直至全部脱出阴道外的一种妇科疾病。造成子宫脱垂的原因很多，有些女性因为生育多个孩子，造成产道及附近组织过度松弛。也有的女性在分娩过程中造成宫颈及子宫内的韧带损伤。分娩后如果支持组织未能及时恢复正常也会引起子宫脱垂。由于子宫脱垂多发生在产后，因此又被称作"产肠不收"或"子肠不收"，中医上称为"阴挺"。

在与她的交流中得知，她分娩过程不是很顺利，子宫留下了伤口。所以我判断其致病原因是：伤口一直无法愈合，损伤了气血，抵抗力下降，造成气虚下陷而使得胞宫的脉络松弛，提不住子宫，从而造成了脱垂。

这位患者因生产用力过度，使身体受到伤害久久不愈，导致气虚而引起的子宫脱垂，需要补气升提。在用艾灸灸神阙穴的同时，还要配合中医的其他方法，内服外调一起，这样身体才会很快恢复。

1. 疗灸法

选穴：神阙、百会、中脘、维胞、子宫、三阴交

取穴精要

神阙：在腹部，前正中线上，肚脐凹陷处。艾灸此穴能温阳救逆、利水固脱，防止子宫脱垂。

百会：在头顶部，正中线上，两耳尖连线中点。百会穴在头顶，是人体一大要穴，艾灸此穴有升阳举陷的功效，能提升体内阳气，促进气血运化，有效防止子宫下垂。

中脘：在腹部，前正中线上，脐上4寸处。艾灸此穴有健脾和胃、化湿和中的作用。

维胞：下腹部，当髂前上棘下内方凹陷处，平关元。艾灸此穴对防治子宫脱垂有非常好的效果。

子宫：在下腹部，脐下4寸，两侧旁开3寸处。艾灸此穴时，艾灸的温热能通过经络温补胞宫，能有效预防子宫下垂。

三阴交：小腿内侧，在足内踝尖上3寸处，胫骨内侧后方。艾灸此穴有健脾胃、益肝肾、调经带的功效，对治疗各种妇科病症都有很好的效果。

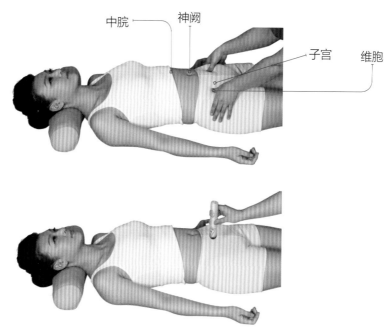

①仰卧位，掌心按揉神阙，左右环揉36次，之后以拇指按揉中脘、维胞、子宫，每穴1～3分钟。之后以艾条逐一温灸以上诸穴，每穴约10分钟。

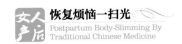
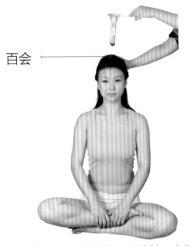

百会

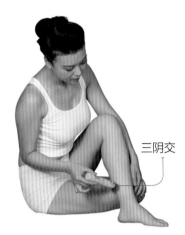

三阴交

②拇指按揉百会、三阴交各1~3分钟，之后以艾条温灸此二穴各10分钟。先百会穴后三阴交穴。

操作要领

① 按摩穴位的同时用酒精灯点燃艾条。②注意观察受灸者的温度反应，适时调整。③注意随时清理艾条上的艾灰，以免掉落烫伤受灸者。④手法上采用定点温灸、回旋灸、雀啄灸配合运用。⑤每穴以皮肤红润为度。

艾灸小贴士

①高血压患者施灸期间应在医师指导下服用降压药物。②保持充足睡眠时间，避免过度运动，禁房事。

③保持心情舒畅，避免情绪失控。④饮食合理搭配，避免过咸食物，忌食酸辣等刺激性及煎炸食物。

2. 运动

瑜伽体式一：婴儿环抱式

体式功效

婴儿环抱式通过平躺时弯曲膝盖，大腿贴近下腹部，可以有效锻炼到大腿根部及下腹，按摩骨盆内器官，可以促进子宫正常收缩，并使子宫恢复到原来的位置。

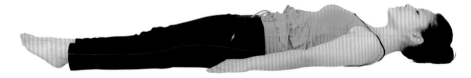

①仰卧，自然呼吸，弯曲双膝，呼气时将两大腿收近胸部。

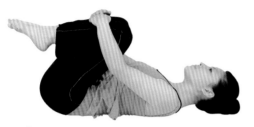

② 在膝前十指交叉抱住双腿。

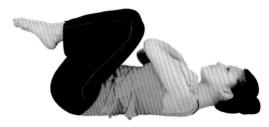

③ 保持双膝弯曲，将双手交叉抱在胸前。

练习诀窍

① 双手交叉放在胸前的时候，注意腿部保持弯曲，大腿根部贴紧腹部，保持2~3个均匀呼吸。② 双腿可以反复伸直弯曲按摩腹部器官以及子宫区域。

瑜伽体式二：犁式扭脊

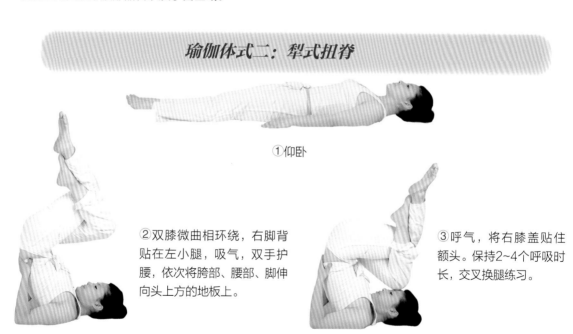

① 仰卧

② 双膝微曲相环绕，右脚背贴在左小腿，吸气，双手护腰，依次将胯部、腰部、脚伸向头上方的地板上。

③ 呼气，将右膝盖贴住额头。保持2~4个呼吸时长，交叉换腿练习。

体式功效

这个体式中倒立的动作可以加速血液循环，尤其是盆腔内的血液循环，充分给子宫充血，从而平衡子宫代谢，平衡激素的分泌；同时可疏通女性器官的气血循环，补养全身，让我们的脸上闪现出年轻的光彩。

练习诀窍

① 若背部相当坚硬，请不要勉强，以防受伤。② 患坐骨神经痛的人不要做这个练习，女性生理期也不要做此练习。③ 初期练习，可并拢双腿双脚，同时屈双膝触碰额头去做。

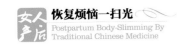

八、产后痔疮

我奶奶说以前的女人最怕在夏天生孩子，以前的蚊帐密不透风，生完孩子要紧闭门窗，还要挂上蚊帐，头上还要系一条毛巾，要长衣长裤，棉布袜子，捂得紧紧的，不知道捂出来多少病。

但是我的身边却有人呈现过截然相反的例子。我们小区的小杨生完孩子第七天出院，第八天就走着去公司逛了一趟。第十天去了超市购物。第十二天又上街给小孩买小床、小车。买小床时有点口渴，还吃了个冰淇淋。在家里，他们每天都是开着窗户，对流风直接吹着，衣服穿的T恤、短裤。肢体关节、头并无疼痛，也并无乏力、畏寒、倦怠之类的症状出现。

这让人匪夷所思。但是仔细想来，却也合情合理，为啥？因为这位妈妈肯定孕前就是个脏腑阴阳调和，气血充盈，经脉通畅之人。其中铺垫于产前，贯穿始终，起着至关重要作用的即任督二脉。

然而，何为任脉，何为督脉？

简单地说，任脉与督脉属于人体的奇经八脉。从人体经络穴位图上看，任脉行走于人体腹部正中线，总揽一身之阴；而督脉行走于人体背部中线，总督一身之阳。任脉调节阴经气血，督脉调节阳经气血，所以任督二脉对统摄全身的气血，调节全身的阴阳有着非常重要的作用。

任脉为阴脉之海。任脉不通，阴阳就会失衡，阴不能制阳，产后妈妈就会有怕热，稍有运动，就会汗出的现象；如果在任脉循行过程中的胃脘部不通，则容易胃脘痛，出现胃部症状如呕吐、腹泻；如果任脉循行中的胸段不通，再加上产后妈妈体质较虚，或反复受寒邪侵袭，就容易诱发支气管哮喘、慢性支气管炎；而如果产后妈妈体质较虚，任脉循行的起始段不通，又会出现下腹部不通的病症，如长子宫肌瘤、不孕症、痛经，这些都是由于气机阻滞，阳气不能升发，血蓄于内的结果。也会出现局部皮肤有绿豆大小的脂肪颗粒，或是经络循行的局部有色素沉着；产后妈妈气机不畅，表现为爱叹气，叹气后则备感舒服。

督脉为阳脉之海。督脉不通，阴阳也会失衡，产后妈妈体内阳气便不足，首先表现为肢体怕冷，夜晚喜欢蜷缩着睡觉，再加上带小孩子，晚上经常要起来给宝宝盖被子，也许不经意间，就感冒发烧了；遇到天阴，或湿气较大的天气，就会有头晕头痛、犯困、头目不清，而天气晴朗的天气，则备感心情舒畅；颈胸腰骶椎恰是人体督脉循行所过之处，所以督脉不通也容易出现颈项僵硬疼痛、颈椎病、腰椎间盘突出、腰骶部疼痛等问题。这些都与产后妈妈分娩之后，元气亏虚，肾精大大耗伤有着密切的联系。督脉起始部，在腹腔有直肠，有子宫，故产后妈妈若督脉不通，肠道不通，便发为痔疮、便秘。

1. 刮痧治疗

选穴： 百会、肾俞、白环俞、关元

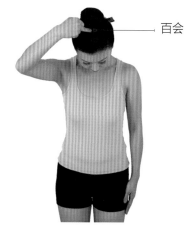

①点揉百会3~5分钟，同时提肛。

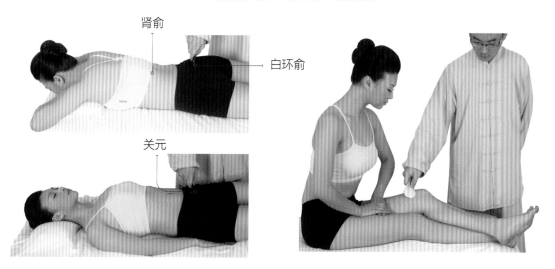

② 刮拭腰部的肾俞、白环俞等穴，关元可以先用手轻揉之后再刮痧，上下肢的穴位用刮痧板较厚侧适当重刮。刮至皮肤发红，皮下紫色痧斑形成为止。

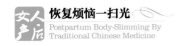
2. 拔罐治疗

选穴： 承山、血海、膈俞

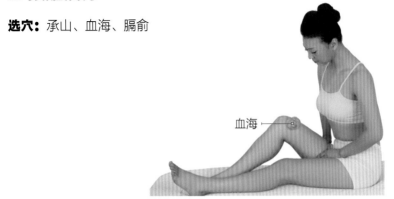

①血海，选用小罐，留罐15分钟。

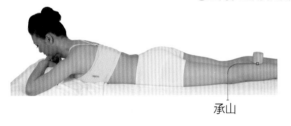

②承山，选用小罐，留罐15分钟。

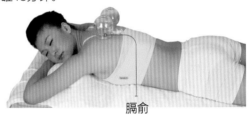

③膈俞，选用大罐，留罐15分钟。

操作要领

采用单纯性拔罐法，留罐10～15分钟，每日一次。肠道热盛型加曲池；湿热下注型加会阳、三阴交；气滞血瘀型加白环俞、次髎；脾虚下陷型加脾俞、气海。

3. 预防调护

　　多摄取水分及膳食纤维。便秘是引起痔疮的一个很常见原因，为预防便秘，应多喝水及多吃富含膳食纤维的食物，多吃水果蔬菜。不能过食辛辣刺激性的食物。

　　排便时间不能过长。改正一边排便一边看书报的习惯。禁止长时间端坐不动。不要连续几个小时一直坐着不动，每小时至少应该起身活动5分钟。控制体重，体重较大的人易出现痔疮。痔疮患部可能会发痒，避免用手去抓挠，防止痔疮患部皮肤破损，引起感染。痔疮患者应避免用力提重物或做很费力的运动，防止腹压增大，导致痔核脱出。每天坐热水浴，有助于促进患部的血液循环，并能保持患部清洁。

九、产后缺乳

看过西方油画的人应该都记得这样一幅杰作：圣母玛利亚将圣子耶稣放在绿色的垫子上，神情温柔而专注地给他喂奶。小耶稣在与妈妈对视的同时，还用小手抓住自己的小脚丫，表现出极大的享受。每一个做过母亲的女性看到这幅画都会为之动容，这样的时刻，只属于母亲和孩子。

但在现实生活中，却有很多新妈妈无法给孩子哺乳，因为她们有的缺乳、少乳，有的乳汁根本下不来。我们从中医的角度帮新妈妈们找找原因。明代妇科专著《妇人规》中说："妇人乳汁乃冲任气血所化。"意思是妈妈的乳汁来源于气血，当气血充足，乳汁有了来源，也就充足；当气血不足，乳汁没有了供给源头，就会出现没有乳汁或者乳汁很少的情况。而气血不足的根本原因是脾虚。在人体的器官中，脾生化气血，一旦脾本身出现问题，就会导致气血虚弱。另外，新妈妈们在分娩时失血过多也是造成少乳的直接原因，气主要来源于血，血损耗太多，乳汁来源就不足。

产后失血过多的妈妈们往往会觉得精神疲倦而食欲不振，面色苍白，脉络虚弱。

中医还认为，缺乳的另一个重要原因是乳络不通，导致乳汁下不来，这就像我们开车去某个地方，但在路上发生了交通堵塞，即便我们想尽快到达，也无法前行。有些新妈妈有产后抑郁症，肝火旺盛，肝主疏导，如果产后抑郁，气机不畅，也容易影响肝的疏导作用，阻碍乳汁运行，导致有乳难下；乳络不通的新妈妈常会感到乳房胀痛，食欲减退，甚至忽冷忽热。

怎样才能解决这个难题呢？很简单，通过艾条悬灸膻中穴、乳根穴和少泽穴就能补气益血，疏通乳络。

具体做法：将艾条放在穴位上方约3cm处，固定不移，每个穴位灸5～15分钟，每天1～2次，以穴位周围皮肤有灼热感为度。灸到有乳可通为止，一般一周即可见效。

除了艾灸之外，食疗也是最常见的催奶方法。新妈妈们在产后可多食用花生炖猪蹄、通草鲫鱼汤、黄花菜炖猪瘦肉、莴笋汤、芝麻粥等，另外木瓜花生大枣汤也有不错的疗效。

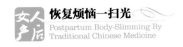

1. 灸疗法

选穴： 肩井、膻中、乳根、少泽

取穴精要

肩井：在大椎穴与肩峰连线中点，肩部最高处。艾灸此穴有疏导水液的作用，对产后缺乳有很好的效果。

膻中：在胸部，两乳头连线中点处。艾灸此穴能调理一身气机，使全身气机升降得宜。

乳根：在胸，乳头直下乳房根部第五肋间隙距前中线4寸处。艾灸此穴能活血行气，消除乳房结块，疏通乳络。

少泽：小指末节尺侧，距指甲0.1寸处。艾灸此穴能有效治疗乳汁不足等症状。

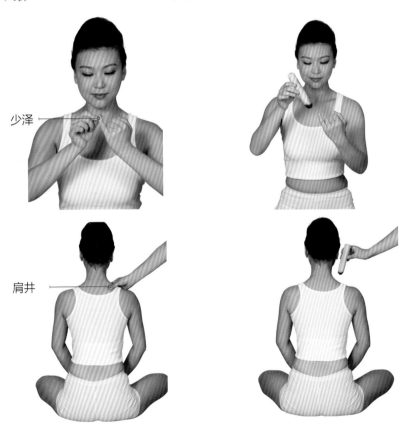

①坐位，拇指按揉少泽、肩井，每穴3分钟。之后以艾条逐一温灸，每穴位温灸约10分钟。

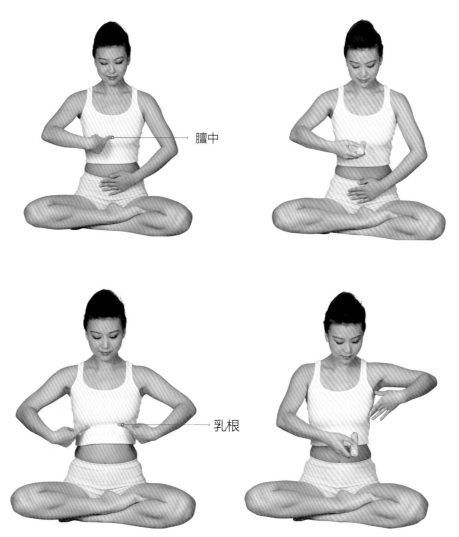

膻中

乳根

② 坐位，拇指点揉膻中、乳根，每穴5分钟。之后以艾条逐一温灸，每穴位约10分钟。

操作要领

①按摩穴位的同时用酒精灯点燃艾条。②注意观察受灸者的温度反应，适时调整。③注意随时清理艾条上的艾灰，以免掉落烫伤受灸者。④手法上采用定点温灸、回旋灸、雀啄灸配合运用。⑤每穴以皮肤红润为度。

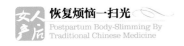
2. 刮痧

刮足太阳膀胱经：由厥阴俞沿脊柱两侧向下，经膈俞、肝俞、脾俞、胃俞等穴，刮至肾俞。

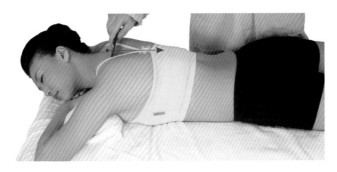

①刮任脉：由膻中沿前正中线向下，经中脘、气海等穴，刮至关元。

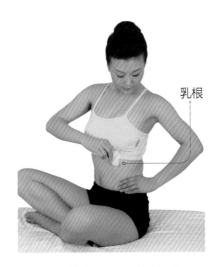

②刮足阳明胃经的乳根。

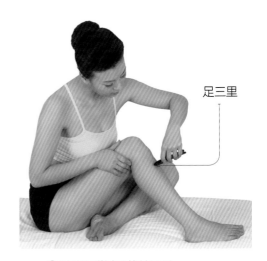

③刮足阳明胃经的足三里。

3. 预防调护

①产前不要过度劳累，产后不要过早操劳。②禁服某些药物，如阿托品、红霉素、四环素、水杨酸盐、碘化物、溴化物、碘胺类、苯巴比妥类等。③注意乳房卫生，保持心情舒畅，避免精神刺激。④在饮食方面要多食易消化、营养丰富和含钙较多的食物，如鱼、肝、骨头汤、牛奶、羊奶等，可食用猪蹄、鲫鱼汤等补品。不能吃刺激性食物，如五香料、煎炸、辛辣等食物。⑤养成定时哺乳的习惯，定时让婴儿吸乳，建立吮吸反射。

十、产后乳腺炎

每一个孕育着宝宝的女性都是幸福的，作为准妈妈，能幸福地感受到宝宝在肚子里和你无声地交流，他恣意地舒展自己的小胳膊、小腿儿，高兴了，伸伸懒腰，困了，就蜷着小胳膊、小腿儿安静地睡着。

当这幸福的时刻如期而至，你看着他躺在怀里吮吸着甜蜜的乳汁，会感激上苍带给你如此可爱的小生命。

这是每一个妈妈最幸福的权利。

但是作为准妈妈，你真的准备好了吗？乳腺炎是许多新妈妈们甜蜜中的烦恼，它让你的宝宝经历人生的第一道考验。

晓霞就是这样一个中了乳腺炎的"招"的新妈妈。生完宝宝的第二天，她的乳汁就汹涌而来，晓霞很高兴，这样意味着宝宝有足够的奶吃。

可是随后晓霞就遇到了一个麻烦，宝宝出生后第十天，晓霞感觉乳头特别疼，整个乳房也火辣辣地胀痛，用手一摸，还能感觉左侧的乳房里有一个硬硬的包块。晓霞吓坏了，赶紧仔细检查，竟发现两个乳头都被宝宝吮破了，还有血渗出。

然而，这还不是最糟糕的，过了几天，她开始感觉怕冷。老公也吓坏了，用手一摸晓霞的额头，居然发烧了，给晓霞盖上被子，她仍然觉得很冷。

去医院检查，才发现她患上了急性乳腺炎。新妈咪们产后身体比较虚弱，容易外感风邪，使体内热毒不易散发，血液运行不畅导致血瘀，最后滞留于乳房形成乳腺炎，也叫乳痈。同时新妈妈们的乳头肌肤比较细嫩，抵御能力较弱，宝宝要补充能量，长期吮吸，乳头乳晕很容易皲裂，病菌也就趁虚而入了。另外，有些新妈妈乳汁过多，宝宝吸吮不及时，就会造成乳汁瘀积，乳管堵塞，从而引发局部血液循环不畅，导致炎症。

其实，急性乳腺炎是能够预防的。平时给宝宝喂奶前用清水冲洗乳头，如果宝宝已经吃饱了，乳汁却还有很多，可用吸奶器将多余的乳汁吸出来以免乳汁瘀积。每次哺乳后，挤几滴乳汁抹在乳头上，能有效抑制细菌繁殖或者乳头皲裂。我们还可以采用一些简单的方法来对乳腺炎进行预防和治疗。

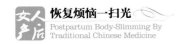
1. 灸疗法

选穴：肩井、乳根、膻中、天宗

取穴精要

肩井：在肩上，当大椎与肩峰端连线的中点上，在前胸部正对乳中处。艾灸此穴对缓解乳腺炎有很好的效果。

乳根：在胸部，乳头直下乳房根部，第五肋间隙距前中线4寸处。艾灸此穴时，灸条的温热直接作用于乳房结块部位，能活血行气，帮助促使结块消散。

膻中：属任脉的穴道，在人体的胸部，人体正中线上，两乳头之间连线的中点。膻中穴靠近乳房，艾灸此穴具有行气活血的作用，能治疗乳腺炎等乳房疾病。

天宗：在肩胛部，当冈下窝中央凹陷处，与第四胸椎相平。艾灸此穴能舒经活络，通畅胸部周围血气，有效防治乳腺炎。

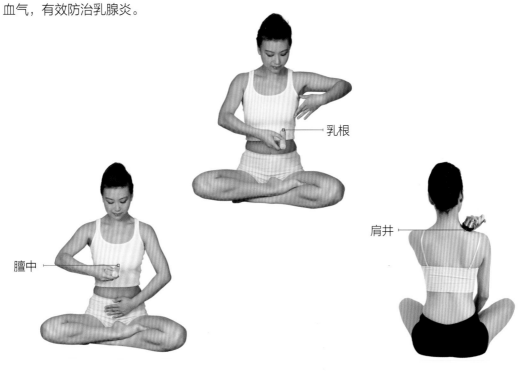

① 首先整个乳房护理按摩，以理法疏导为主，拇指重点按揉乳根、膻中、肩井，每穴3分钟。之后以艾条灸之，每穴5～10分钟。

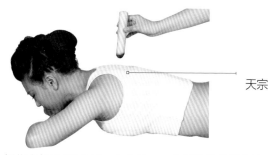

天宗

②俯卧位，拇指点揉天宗5分钟，左右各一。之后以艾条温灸约10分钟。

操作要领

①按摩穴位的同时用酒精灯点燃艾条。②注意观察受灸者的温度反应，适时调整。③注意随时清理艾条上的艾灰，以免掉落烫伤受灸者。④手法上采用定点温灸、回旋灸、雀啄灸配合运用。⑤每穴以皮肤红润为度，炎症发作期禁止灸疗。

2. 按摩法

最佳体位：坐位、站位

放松：产后妈妈把按摩霜、丰胸乳均匀柔和地涂抹在乳房上，并轻轻按摩。

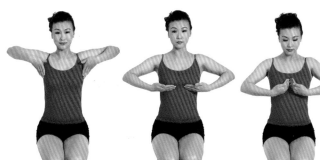

①产后妈妈取坐位。将两掌紧贴胸部外侧，用掌面由乳房的外侧均匀柔和地往下摩擦至乳房根部，再由乳根沿着乳沟往上摩擦。

②接着将右手紧贴锁骨下方的胸部肌肉，左手则放至乳房外侧。用右掌根自胸大肌正中部着力，横向推按左侧乳房至腋下，同时，左手沿着乳房外缘向内侧用力。两手同时用力进行摩擦。

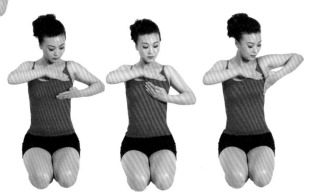

注意事项

注意摩与移协调、连贯，流畅自然，一气呵成。

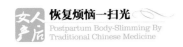

十一、产后汗症

经常有产后妈妈对我讲，大白天不活动也出汗，问我这个出汗症怎么治。

产后汗症又分为自汗和盗汗，大白天不活动就出汗是典型的"产后自汗"，在夜间睡觉时候偷偷出汗，甚至打湿衣服，而醒来后却自动停止的，这样的是"产后盗汗"。

从中医上看，无论是产后自汗，还是盗汗，最后都要归结于两个原因：气虚或是阴虚。临床上阴损及阳，阳损及阴，故自汗，盗汗也非绝对化地分属气虚阴虚。人体的阳气抵御病邪的同时也可保证汗液不随便外泄，起到一个保镖的作用。一旦这个保镖"体力下降"，它的职能就会下降，汗液偷偷溜出去也就不奇怪了。还有一种是因为失血伤筋，血虚生内热，睡觉时体热迫津外泄因而发生盗汗。

不要谈汗色变，不是说产后一有汗就得了"汗症"。

也有的产妇出汗比平时多，吃饭、活动后或睡眠时加剧，这就是因为产后气血俱虚，腠理不密所致，为正常现象，只要加强调理，几天后就可自行缓解，不用担心；有些产妇感受暑邪，骤发高热，大量出汗，神昏嗜睡，甚至躁扰抽搐，而产后自汗无季节性，也无发热及神志的改变，所以，产后中暑不算是"汗症"；还有些产妇发高热多汗，汗出后热退，起病急，病程短。这也不是汗症，而是产后发热。这些都要区别对待，辨证施治。

产后汗症是因为分娩亡血伤阴，元气耗散使机体气虚、阴虚。在进行治疗的同时也必须在饮食上进行合理的补养。身体虚弱的新妈妈，必须加强营养，注意饮食调理。

古人说："药补不如食补。"根据自身症状特点吃一些滋补食品，增强体质，来配合治疗才能达到更好的效果。在治疗时一定注意劳逸结合，不可劳累过度，还需注意运动锻炼，增强身体素质，另外要多饮水，慢慢喝，保持体内的正常水分。

1. 灸疗法

选穴： 阴郄、气海、复溜、肺俞、脾俞

取穴精要

阴郄：在前臂掌侧，尺侧腕屈肌肌腱的桡侧缘，腕横纹上0.5寸。阴郄属于心经穴位，中医认为

汗为心之液，灸阴郄能起到益心敛汗的作用。

气海：在腹部，前正中线上，脐下1.5寸。气海是人体活力之源，艾灸气海穴能温阳益气。

复溜：小腿内侧，内踝与其后方的跟腱之间的凹陷再向上2寸处。复溜是治疗各种汗症的通用穴位，灸复溜能滋阴养血而敛汗。

肺俞：在背部，第三胸椎棘突下，两侧旁开1.5寸。

脾俞：在背部，第十一胸椎棘突下，两侧旁开1.5寸。灸肺俞、脾俞能补益脾肺经的气血。

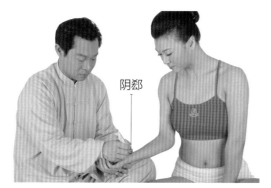

阴郄

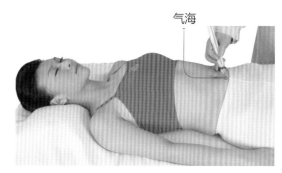

气海

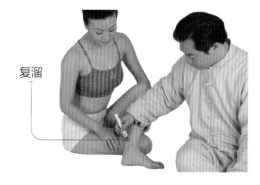

复溜

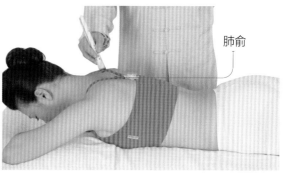

肺俞

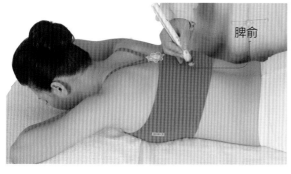

脾俞

艾条温和灸，每穴15分钟，灸至局部红晕温热为度，每日1次，10次为1个疗程，自汗停止后可巩固1个疗程。

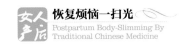
十二、产后脱发

头发不听话，真的可以让人做什么事情都变得没信心了。

当发丝遇上性感的弧度，便能摇曳出一场动人的风姿。如果发丝纠缠成一团乱麻，也许我们的烦恼就不止三千了。

很多产后妈妈反应，产后脱发现象严重，每次洗头发都不敢直颜面对。

怀孕时孕妇体内雌激素量增多，使妊娠期的头皮成为一生中最健美的时期。这些头发寿命长，在"超期服役"。一旦孩子降临人间，体内雌激素含量开始减少，体内性激素的比例恢复到怀孕前的正常平衡状态。因雌激素的"降低"，使那些"超期服役"的头发纷纷退役；与此同时，新的秀发又不能一下子生长出来。

这种短期内"青黄不接"的情况，就形成脱发。

精神因素与头发的关系很密切。据说伍子胥过五关时，一夜之间黑发变成了白发；有些产妇希望能生个男孩子，结果生了个女孩子，大失所望，内心不悦；再加上来自各方面的许多精神压力，这种种负性情绪和沉重的心理负担会使毛发脱落。头发脱落又会成为新的精神刺激因素，如此循环不止，脱发越来越多。

营养不足：按理说产妇的营养应该是很丰富的，不会存在营养不足的问题。但是，有许多产妇怕坐了"月子"后会发胖，影响体形美，因而节食、挑食，加上哺乳期营养的需要量又比平时高，如果再遇上食欲不振、消化不良或者吸收差，使蛋白质、维生素、无机盐和微量元素缺乏，从而影响头发的正常生长与代谢而致脱发。

妊娠期反应使孕妇发生呕吐、厌食等造成营养不良，不利于头发的生长。

1.简易方

①可选用益香当红膏或加味四君子汤。益香当红膏选用红参、阿胶、当归等制成煎膏剂；加味四君子汤选用中药人参、白术、茯苓、炙甘草、熟地等，煎汤剂服用。

②用中药菊花、蔓荆子、干柏叶、川芎、桑白皮根、白芷、细辛、旱莲草等，煎水外洗。

2.中药方

阴血亏虚型： 治疗以益气养血、生发为主。方药：当归 15g，白芍 18g，熟地 20g，制首乌 18g，阿胶 10g（烊化），天麻 9g，菟丝子 18g，丹参 18g，木瓜 9g，羌活 5g。每日一剂，分三次服用。中成药可用神应养真丹。

脾虚血亏型： 治疗以健脾、养血、生发为主。方药：党参 12g，黄芪 18g，炒白术 10g，云苓 18g，陈皮 9g，桂圆肉 10g，炒枣仁 18g，制首乌 18g，桑葚 9g，当归 15g，炙甘草 9g，大枣 5 枚。中成药可用归脾丸。

肾虚型： 治疗以补肾、生发为主。方药：制首乌 20 克，菟丝子 20 克，补骨脂 10 克，枸杞子 15 克，云苓 18 克，当归 15 克，山药 30 克，丹参 18 克，黑豆 10 克。中成药可用七宝美髯丹。

3.按摩

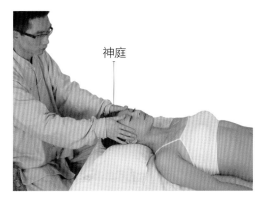

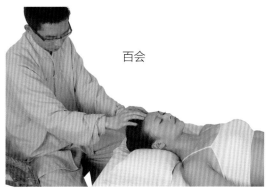

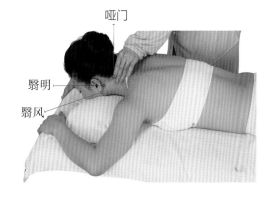

用1支20ml的维生素B₁液洒在头上，用右手五指从前额神庭穴向后梳到后发际哑门穴，共梳36次，然后用左手和右手的五指分别梳头部两侧，各梳36次；五指合拢叩打百会穴54次；两拇指分别点振两侧的翳风、翳明、风池等穴3次，每次10秒；用拇指压揉三阴交穴15秒，压拨5次，压振3次，每次10秒，用掌心劳宫穴压在脱发处或头发稀疏处，振颤5次，每次持续10秒。

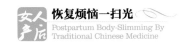
4.食疗法

将中药菟丝子、茯苓、石莲肉、黑芝麻、紫珠米等，用旺火煮开后加适量水，用微火煮成粥，加少许食盐食之。每日1～2次，可连服10～15日。此粥滋补肾阴健脾，适用于脾肾阴虚的脱发者。

中医认为，黑芝麻有润养身体和气血的作用，它能滋养经脉、滋补肝肾，适合我们长期食用。我们可以在吃面或者吃米饭的时候加上一勺，饭也会变得特别香。如果买不到黑芝麻酱，可以用黑芝麻代替。舀一勺来吃，一直嚼到非常细，再咽下去。

按照中医的说法，核桃是补肾的佳品，肾功能的强弱与头发的好坏有着最直接的联系。所以养发得从调理肾脏开始。

何首乌与酒一起泡，乌发的效果更明显。因为酒是通血脉的，头发变白跟血脉不通、经络不畅有很大的关系。酒的性质是推动气血往上走，因此能把何首乌的药性往上带，使头发能有效吸收何首乌的成分。

十三、乳腺增生

男人总是觉得女人小心眼，爱生气。有好事者总结出"心眼小，脾气大"六个字来形容女人。对于男人这样的判断，许多女人大呼冤枉。

经常能听到女性朋友们的抱怨，上班时时是上进要强的"杜拉拉"，下班回家是下得厨房的"家庭主妇"。家里的男人呢，却是看电视玩电脑打游戏，无聊了还偶尔来个夜不归宿。

给老公打电话催他回家老公还不乐意。长期这样，女人的心里自然不能平衡，许多女人都在心里默默地生闷气。

可这样生气最终伤害的是谁？还是女人自己。

陈老师就是"受害者"之一。她平时上班压力很大，回家还要一个人带孩子。老公也常常惹她生气。可是她一生气就会乳房胀痛，有时候还会摸到一些大小不等的肿块。如果心情好，肿块就变小了。

陈老师经常到我这里来做艾灸，但大多数时候都是她一个人来。不过最近，陈老师的老公也会陪她过来。我笑着问他："你在家里肯定经常惹你老婆生气吧？"陈女士气哼哼地瞪了她老公一眼说，那还用说！我边给她艾灸边对她老公说："哥们，咱把老婆娶回家是心疼的可不是让她生气的，您呀，以后还是多顺着老婆的心意吧，她这病呀，就是给气出来的。"

陈女士老公憨憨地挠挠头说："她老这么说，你看，我不是都过来陪她了。以后老婆说什么我就做什么。可是为什么生气会引起乳腺增生呢？"

俗话说，怒伤肝，喜伤心，惊、恐伤肾，悲伤肺。这就是为什么当女人生气的时候，会感觉乳房先开始发胀，紧接着胸口又胀又痛，一摸，还能摸到大小不一的肿块。乳腺增生发病的一个重要原因是长期心情不好导致肝气郁结，血行不畅从而形成肿块。《疡医大全》里就有记载："乳癖似乳中结核，其核随喜怒消长。"通俗点说，就是爱生气的女人容易得乳腺增生。

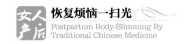
1. 灸疗法

选穴： 肩井、膻中、期门、太冲、太溪

取穴精要

肩井：在肩上，当大椎与肩峰端连线的中点上，在前胸部正对乳中。艾灸肩井穴有行气活血、舒筋通络的功效。

膻中：属任脉的穴道，在人体的胸部，人体正中线上，两乳头之间连线的中点。艾灸膻中穴有行气活血的作用，可治疗乳腺炎等乳房疾病。

期门：属足肝经经脉的穴道，在人体的胸部，乳头直下，与巨阙穴齐平。期门穴为肝的募穴，灸疗此穴有健脾疏肝、理气活血的功效。

太冲：在足背侧，当第一跖骨间隙的后方凹陷处。艾灸太冲穴能平肝泄热，舒肝养血，治疗乳腺增生有比较好的效果。

太溪：足内侧，内踝后方，在内踝尖与跟腱的凹陷处。艾灸太溪穴能补充人体元气，元气充足而百害不侵。

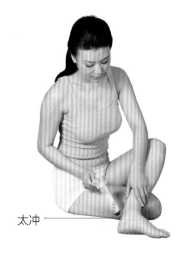

太冲

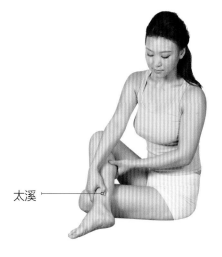

太溪

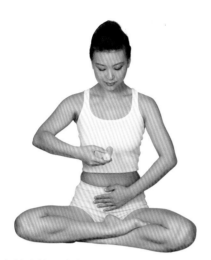
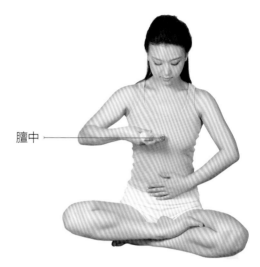

膻中

先点按肩井、膻中、期门、太冲、太溪等穴，然后再点燃无烟艾或有烟艾条进行悬灸。每穴按摩时间为1~3分钟，每穴位灸10~15分钟或以皮肤潮红为度。

操作要领

①按摩穴位的同时用酒精灯点燃艾条。②注意观察受灸者的温度反应，适时调整。③手法上采用雀啄灸、回旋灸、定点温灸配合运作。④注意随时清理艾条上的艾灰，以免掉落烫伤受灸者。⑤每穴以皮肤红润为度。⑥自己灸时注意自我的感受，以舒适为度。

2. 鱼美人特色疗法

取穴精要

屋翳：在胸部，当第2肋间隙，距前正中线4寸。属足阳明胃经，主治胸胁胀痛、乳痈等。

神藏：在胸部，当第二肋间隙，前正中线旁开2寸。肾经之穴，有祛寒湿，通阳气，化瘀积之效。

胸乡：在胸外侧部，当第3肋间隙，距前正中线6寸。脾经之穴，有疏泄三焦，宽胸理气之效。

乳根：在胸部，乳头直下乳房根部第五肋间隙，距前中线4寸。胃经穴位，能活血行气，从而帮助促使结块消散。

膻中：位于胸部，当前正中线上，平第4肋间，两乳头连线的中点。气之会穴，调理气机。

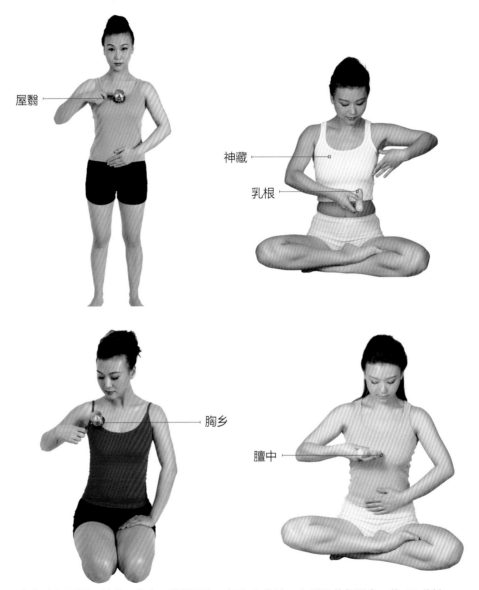

屋翳

神藏

乳根

胸乡

膻中

拇指点揉屋翳、神藏、胸乡、乳根四穴，每穴 5 分钟，之后以艾条温灸，约 10 分钟。

操作要领

①按摩穴位时用酒精灯点燃艾条。②注意观察受灸者的温度反应，适时调整。③注意随时清理艾条上的艾灰，以免掉落烫伤受灸者。④手法上采用定点温灸、回旋灸、雀啄灸配合运用。⑤每穴以皮肤红润为度。

十四、乳房胀痛

前段时间我以前的一位病人小刘打电话给我，说她的一位好姐妹刚生完小孩乳房就胀痛得厉害，连奶水都没有来，才出生三四天的小孩就一直喝奶粉。可眼下奶粉安全问题层出不穷，各种毒奶粉和劣质奶粉的报道不断，她姐妹很担心孩子会喝出什么毛病来，本想继续给孩子喂母乳，可是乳房胀痛得令她实在受不了，所以只能放弃。为此，她经常一个人偷偷抹眼泪，干着急。

我问小刘她朋友大概是什么时候出现乳房胀痛的症状的。她说她朋友产后第二天就感觉乳房开始有点胀痛了，而且还反反复复不见好。在医院里她家人用热毛巾帮她做热敷后胀痛有所缓解了，但现在却越来越严重，家人想尽了方法就是无法缓解。乳房痛起来简直可以要人的命，就像有把刀子一点一点地扎进胸脯一样，疼得她连说话的力气都没了。现在的她只能整天躺在床上，哪里都去不了。

她说前几天她见到这位好姐妹时，感觉自己都快认不出她来了，因为她整个人变得十分憔悴，眼眶深陷、面色蜡黄、

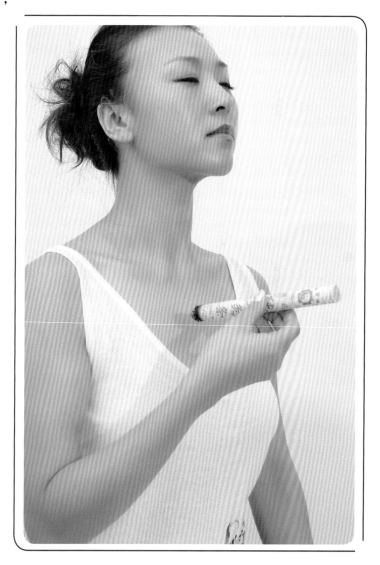

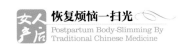

身材臃肿，一点精神都没有，她看了很心疼，问我有什么方法可以治。我其实对这方面不是很在行，不过我的一位好朋友老余可是医院妇产科鼎鼎有名的大夫，他或许可以帮得上忙。

于是我打了个电话过去，他刚好在家，跟他说明了情况，他同意帮我这个忙，去给小刘的好姐妹看看。

经诊查，她主要是乳腺淋巴潴留，静脉充盈和间质水肿及乳腺导管不畅所致。老余让产妇尽早哺乳，因为怕痛不敢哺乳者，可以自己先用吸奶器吸引乳汁，促使乳腺导管通畅。另外，如果摸到乳房有硬结，可在哺乳前热敷并按摩硬结，通畅乳腺。

他还给了她几个比较实用的食疗方来帮助清热通乳和发乳。

1.食疗法

猪蹄通草汤

原料： 猪蹄两只，通草 6 克，葱白 3 根。

做法： 三者混合后加清水煮汤。每日分 3 次喝下，连续喝 3 天。

功效： 通草有清热通乳的功能。新妈妈产后少乳或乳汁瘀积都可以食用。

阿胶大枣汤

原料： 阿胶 250g，大枣 1000g，核桃 500g，冰糖 500g。

做法： 将大枣洗净后放入适量水煮烂，用干净的纱布滤去大枣的皮、核。用过滤后的大枣汁加入冰糖、核桃仁文火炖煮。阿胶隔水蒸融后同枣汁一起熬成羹。分次服用，可在每日早晨服用 2 ～ 3 汤匙。

功效： 这款药羹对绝大多数新妈妈的产后康复、身体机能调理、催乳下奶都十分有效。

另外，用猪蹄 1 ～ 2 只，花生适量，王不留行 15g，穿山甲 10g，当归 12g，川芎 12g，通草 12g（如有气虚可加入党参 15g，黄芪 20g），炖汤，每日服用一次。

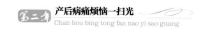

十五、产后白带异常

男人们都喜欢夏天，因为在夏天可以看到戴着墨镜、穿着超短裙和黑丝袜的性感美女。可惜男人们不知道，夏日的阳光虽然让女性享受了性感特权，却也带给女性很多烦恼！

很多女性患者跟我诉苦，因为生理结构和男人不同，女性私处总会分泌一些白色透明状像鸡蛋清之类的东西，医生管这个叫作白带。

正常情况下白带无味无刺激性，它含有乳酸杆菌、溶菌酶和抗体，能够有效抑制在私处生长的细菌，是女性身体健康的一剂良药。和老公亲热的时候，它还有润滑的作用！但如果私处有炎症，它就会变得跟浆糊一样浓稠，多得吓人。尤其是闷热的夏天，稍不注意可能还会产生臭味。

这些症状往往使得她们都不敢出门，哪还顾得上穿性感的衣服出去享受男人们艳羡的目光呢？有男人说，电视上不是经常播那个什么"洗洗更健康"的广告吗？去买点洗液回来洗洗不就没事了。可他们怎么能明白，这些药只治标不治本，往往一旦停药，私处不干净的感觉又立刻会出现。

那到底是什么原因引起的白带异常呢？许多患者都问过这个问题，其实这得从我们自己的身体来找原因。从中医学角度来说，女性白带过多主要有三方面的原因：

一是脾虚。因为脾是运化水湿的，脾虚了，运化水湿的能力也会减弱，造成人体气血不足。气不足，那么脾收摄的能力就会下降，藏不住东西，所以白带的量比较多。

二是肾虚。肾主水，肾虚也会导致水的气化与运输不畅，造成阴液下行，酿成带下病。这类女性白带量比较多，质稀，还会出现腰酸、怕冷的症状。

三是湿热。外部环境湿热和自身内湿都易损伤任、冲二脉，从而形成带下。

所以白带过多有异味的女性，要根据自己的实际情况对症下药，不能不辨病因地胡乱用药。

1. 灸疗法

选穴： 水道、气海、中极、带脉

取穴精要

水道：在下腹部，当脐中下3寸，距前正中线2寸处。艾灸此穴有利水、通淋、消肿的作用，能有效去湿，缓解白带异常。

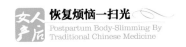
气海：在下腹部，前正中线上，当脐中下1.5寸处。艾灸此穴能有效提升体内阳气，有助于脾的升提功能发挥。

中极：在腹部，前正中线上，脐下4寸处。艾灸此穴能益肾兴阳，化湿驱邪，对治疗白带异常有很好的效果。

带脉：侧腹部，章门穴下1.8寸处。第十一肋游离端下方垂线与脐水平线交点上。艾灸此穴能有效祛除体湿，具有收湿止带的作用。

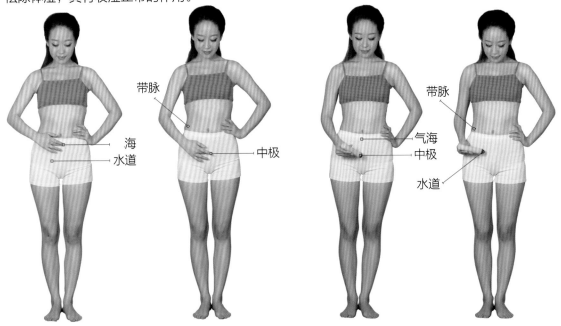

操作要领

①拇指按摩气海、中极、水道、带脉，每穴1～5分钟。②手持艾条依次温灸气海、中极、水道、带脉，每穴10～15分钟。

注意事项

①按摩穴位的同时用酒精灯点燃艾条。②注意观察受灸者的温度反应，适时调整。③手法上采用雀啄灸、回旋灸、定点温灸配合运作。④注意随时清理艾条上的艾灰，以免掉落烫伤受灸者。⑤每穴以皮肤红润为度。

艾灸小贴士

①施灸期间注意休息，不要熬夜。②在做艾灸前可以适当用薏米砂仁煮水泡脚，可以加强除湿效果。③忌食辛辣及刺激性食物。④保持乐观心态，适时调整自己的情绪。⑤注意个人卫生，尽量调节好性生活，避免感染。⑥每天1次。10次为1疗程，2～3个疗程即可。

2. 按摩疗法

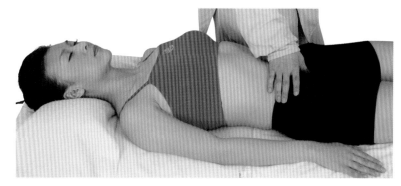

①病人仰卧，医者站于其旁。用手掌推摩小腹部数次。按压气海，用双拇指相对按压带脉。

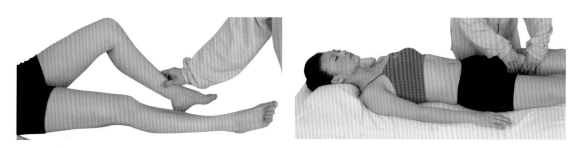

②用手掌按揉大腿内侧数次。痛点部位多施手法，使皮下组织有热感为度。取穴：血海、阴陵泉、三阴交。

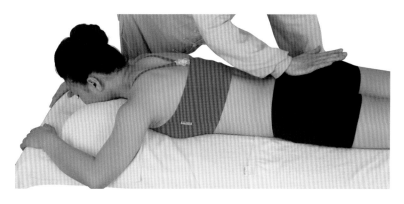

③病人俯卧，医者站于其旁。用手掌揉腰骶部数次，然后取阳关穴。用手掌搓腰骶部2~3分钟，使皮下有热感，并可传至小腹部。以上手法有消炎止带和温暖子宫的作用。

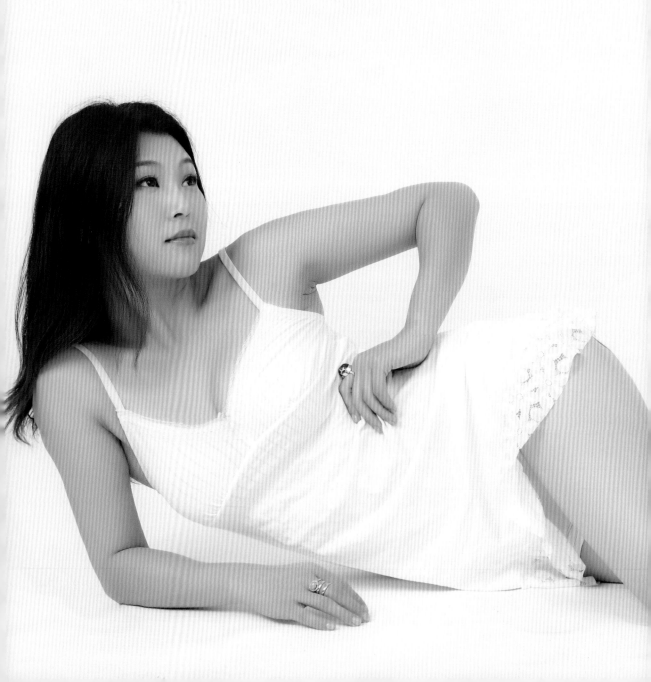

第三章

产后形体恢复烦恼一扫光

Chan hou xing ti hui fu fan nao yi sao guang

真正的美女是怎样的？

经过岁月的刻薄，时间的刁难，世事的变化，

依然光鲜靓丽。

她们不施粉黛，五官依然光洁精致；

她们肤如凝脂，鼻如玉山，目若秋水；

她们身材胖瘦相宜，妖娆不失，

手臂滑腻，胸部紧实坚挺；

她们的小腹平坦，臀部紧翘，小腿白皙修长……

可是这些似乎在产后都画上了休止符。

将我们的美好身形终结的不是时间，而是我们自己。

岁月偷走了我们的粉润肌肤和精致的身形，

我们其实可以通过不同的方式把它要回来。

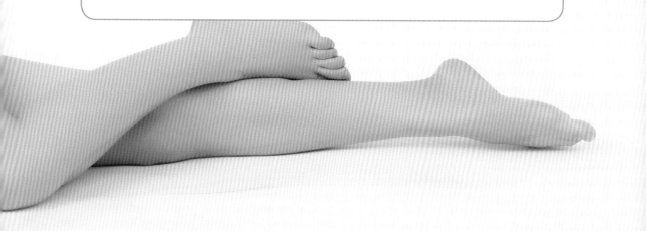

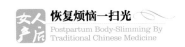
一、胸部：塑造极限深"V"，尽显孕前"峰"情

产后胸部是最大的"问题"部位，从喂养初期的乳腺不通，到喂养过程中出现的大小胸，再到喂养后期胸部下垂严重，都是新妈妈们无法避免的难题。健康的胸部可以使我们美丽延续，成就我们的凹凸有致，并且滋养和呵护新的生命。松弛、下垂、外扩，才是影响胸部曲线的最主要原因。进行正确保养之道，维持弹性与漂亮胸形才是成为辣妈的关键！

即使长得天生丽质，如果不加以养护，也难以抵挡岁月的侵蚀。

女人总是会花大把大把的时间和精力来养护脸面。早晚洗脸，往脸上喷各种水，抹各种霜，凡是能护脸养脸的，不管

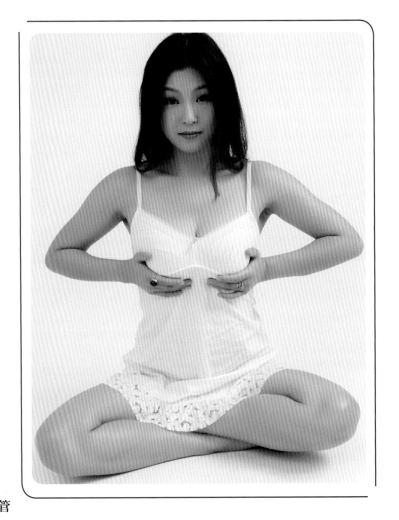

三七二十一，总之都抹上。费尽心思，只是为了让时间的烙印在脸上刻得浅一些，衰老来得晚一些。

对于天生胸部较小的妈妈们来说，怀孕无疑是胸部第二次发育的良好契机。怀孕几个月后，许多人不知不觉地已经将胸衣换大了罩杯。可是当身体的架构支撑不了突如其来的汹涌澎湃时，那只能出现垮塌，所以产后乳房下垂的现象比比皆是。

哺乳期过后，乳房开始慢慢变小，而且向下垂，形状像个袋子，不得不引起警觉：

在哺乳期内，乳房的腺体和结缔组织增生使乳房增大，哺乳期过后，腺体萎缩，乳房变小。另外，在哺乳期内，为了哺育婴儿，我们的乳房积存大量乳汁，使得乳房变大，乳房表面的皮肤被牵伸扩展，乳房的悬吊支撑结构的弹性也随之降低，导致了哺乳期过后的松弛下垂。

不过不用发愁，产后尝试一些好的胸部护理的方法，不仅能有效刺激乳腺发育，使胸部圆润饱满富有弹性，还能疏通经络，帮助我们及时发现和解决乳房肿块问题。胸部是每一个女人美丽的资本，快行动起来，让自己的胸部永远定格在这么完美的状态吧！

1. 丰胸、提升胸部线条

◈ 按摩+食疗 ◈

按摩：点按法

最佳体位： 坐位

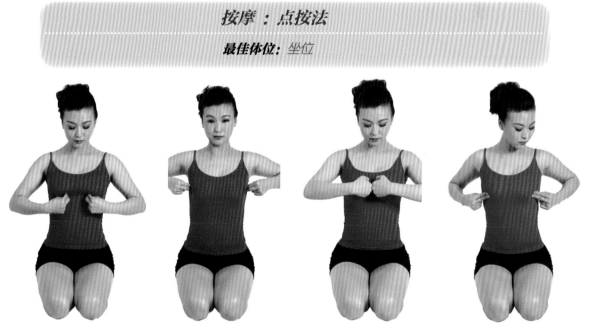

产后妈妈取坐位。用两手的中指和食指分别从乳房外侧沿着外缘线按压至胸谷中部。再以乳头为中心，着重沿着乳腺小管路径进行点按。每个穴位点按2～3分钟。

温馨提醒

点按胸部穴位时可能会比较疼，所以力道刚开始时不要太重，先轻，然后再逐渐加重到自己能承受的力度就可以了。

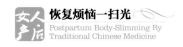
食疗：丰胸汤——猪蹄黄花菜汤

功效： 此汤可养血生精，壮筋益骨，丰胸通乳。

材料： 猪蹄 1 对（重量约 750g），金针菜 100g，冰糖 30g。

做法： 将金针菜用温水浸泡半小时，去蒂头，换水洗净，切成小段备用。把猪蹄洗净，用刀切成小块，放入砂锅中，加入适量的清水，大火煮开，然后加入金针菜及冰糖，转用文火炖至猪蹄烂时即可食用。

食疗：丰胸甜点——山药紫米汤圆

功效： 此汤圆具有补肺益气、健脾补肾、丰胸通乳的功效。

材料： 新鲜山药 500g，红豆 250g，桔梗 1.5 钱，紫糯米 1 杯，黄精 50g，适量小汤圆及冰糖。

做法： 山药削皮洗净，切成丁块备用，加水浸泡约 1 小时。黄精加入药袋中，将红豆、紫糯米及药袋放入锅中，开大火煮滚后转为小火。煮熟后加入山药再煮 5 分钟，然后加入冰糖再滚煮汤圆，捞起来即可食用。

食疗：丰胸粥——花生粥

功效： 滋养调气，丰胸美白。

材料： 花生米 30g，通草 8g，王不留行 12g，粳米 50g，红糖适量。

做法： 先将通草、王不留行煎煮，去渣留汁，再将药汁、花生米、粳米一同入锅，加水熬煮。待花生米、粳米煮烂后，加入红糖即可食用。

2. 产后胸部松弛、下垂

《 掌擦按摩法+自我悬灸法 》

掌擦按摩法

最佳体位： 坐位、站位　　**按摩介质：** 市售丰胸液、丰胸乳

放松： 产后妈妈把按摩霜、丰胸乳均匀柔和地涂抹在整个乳房上，并轻轻按摩。

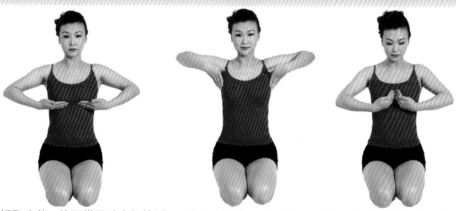

①产后妈妈取坐位。将两掌紧贴胸部外侧，用掌面由乳房的外侧均匀柔和地往下摩擦至乳房根部，再由乳根沿着乳沟往上摩擦。

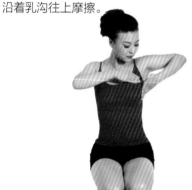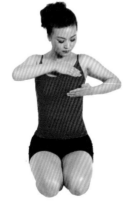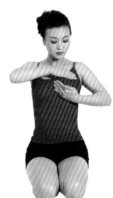

②接着用将右手紧贴锁骨下方的胸部肌肉，左手则放至乳房外侧，用右掌根自胸大肌正中部着力，横向推按左侧乳房至腋下，同时，左手沿着乳房外缘向内侧用力。两手同时用力进行摩擦。

温馨提醒

点按的时候力道要轻柔一些，动作要连贯、自然，这样才能对穴位进行温和但却有效的刺激。洗澡的时候可以用莲蓬头以冷热水交换刺激胸部的穴位，紧实胸部。

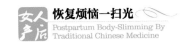
自我悬灸法

取穴： 乳根、天池、期门、膻中　　**艾灸器材：** 艾条　　**最佳体位：** 坐位

选穴原理

乳根对乳上部的肌肉物质（脾土）有承托作用，是乳部肌肉承固的根本，有燥化脾湿的功效；天池能补气升阳，提拔乳房；期门补气以托乳；膻中是人体的气之会所、气之门户，理胸中之气，使气顺胸展。

穴位定位

期门定位：锁骨中点垂直向下第六肋间隙（即肋骨之间的凹陷）处，距前正中线4寸。

简单找穴法：在人体的胸部，乳头直下，与巨阙穴齐平。

乳根定位：位于人体的胸部，当乳头直下，乳房根部，当第五肋间隙，距前正中线4寸。

简单找穴法：位于人体胸部，乳头直下，乳房根部凹陷处。

天池定位：在胸部，当第四肋间隙，乳头外1寸，前正中线旁开5寸。

简单找穴法：用大拇指量取乳头外侧一横指宽处即是。

膻中定位：在胸部，前正中线上，平第四肋间，两乳头连线的中点。

简单找穴法：两乳头连线与人体中线交接处。

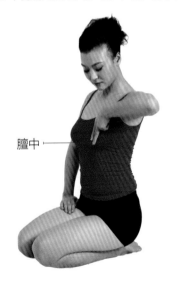

膻中

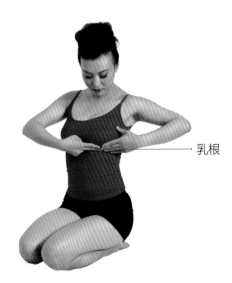

乳根

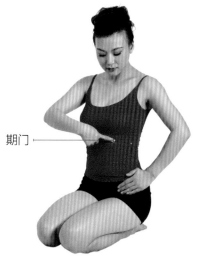

期门

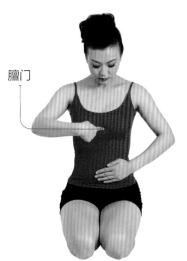

膻门

操作要领

产后妈妈取坐位。将艾条的一端点燃，先后正对乳根、天池、期门、膻中等穴，与穴位局部皮肤成90°，距皮肤2~3cm。每次10~20分钟。

温馨提醒

产后妈妈艾灸时，热度以能耐受的最大热感为佳。对于体虚、局部知觉迟钝的妈妈，操作时可将中、食两指分开，置于施灸部位的两侧，这样可以通过手指的感觉来测知穴位局部的受热程度，以便随时调节施灸的距离和防止烫伤。

二、腰腹：让孕前长出来的肉缩回去

美丽可以绽放在人生的任何阶段，有的人青春美丽，有的风韵犹存。脐下三寸是我们的后花园，花园的繁盛关乎我们外部的荣辱。腰细腰粗，差别不仅在外观上，内在的区别才是最本质的。对于腰腹，我们不要一味刻意地追求它的纤细平坦，丰盈曲致之姿才是它的原态，健康的性感则需要内外兼修。

当脂肪填满我们的腹部，充斥我们的腰部，这时我们才意识到自己离小蛮腰越来越远，那就太晚啦！

厚厚的脂肪是一点一点地堆积起来的，我们总是喜欢随着脂肪的变化逐渐改变自己的底线。等到连弯腰都费劲，连呼吸都不顺畅，连坐着都难受时，我们才会真正考虑到该减肥了，而此时就算卯足了劲，依然成效低微。所以为了不辜负腰腹在身体发挥承上启下的作用，我们要为腰腹减一些压啦！

很多人认为小腹凸、腰线粗都是脂肪在作祟，其实不然。下垂的内脏也会让我们的腰腹显得很臃肿，而且无论使用什么减肥方法都很难把那些凸起的地方抹平。对于这种情况，我们不能单单用普通的减肥方法来对付，而应该转变策略，从调理脏腑开始，让它们回到原位，这样内脏就不会流落到自己位置以外的地方去了，而因下垂而产生的腰粗腹凸现象就能渐渐消除啦！一举两得，皆大欢喜。

教给产后妈妈一个简单的方法就是摩擦腹部。经常揉一揉、抹一抹腹部，可以提高肠胃蠕动，促进体内排毒，还可以加快腹部脂肪的分解，在腹部变平坦的同时，妈妈们还会发现，皮肤也越

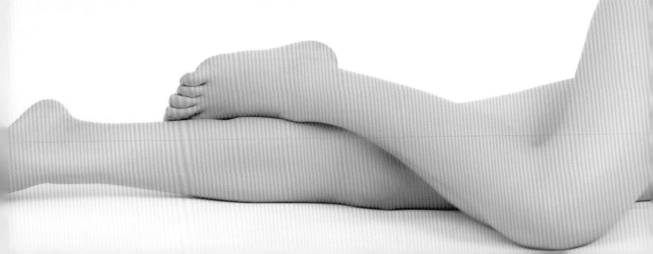

变越好了。

　　平坦的小腹也不是饿出来的，恰如其分的运动也能为我们打造出来。平时闲暇的时候，扭扭腰，拉拉筋，跑跑步，都能帮我们早日领会"小腹婆"、"小腰精"这些称号。

　　每一场减肥运动，大多是从腰腹部开始的，因为"胖人先胖肚"，而这句话也在多数妈妈的身上应验了。所以要恢复孕前遗失的美好，就让我们一起开始瘦腰瘦腹吧！

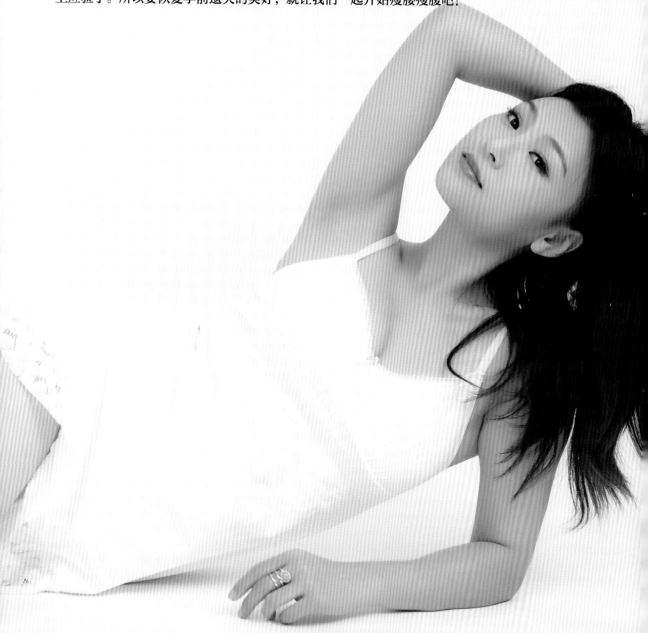

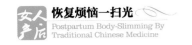
1. 削减腰部脂肪

◀ 改善方法：刮痧+运动 ▶

刮痧

最佳体位： 站位、坐位　　**刮痧介质：** 刮痧板、橄榄油、甘油

放松： 产后妈妈在腹部处涂抹大黄膏，并轻轻揉按。

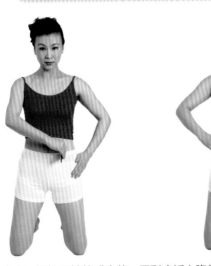
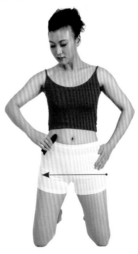

温馨提醒

刮的时候手法的轻重要掌握好，先轻后重，方向是由下至上，力度以自身能承受为限，切不可使用蛮力，还有记得时时保持肌肤的润滑，不然硬硬的刮痧板会刮伤我们娇嫩的肌肤。另外还要温馨提醒产后妈妈，肚子饿的时候和刚吃饱饭的情况下最好不要进行刮痧，以免血糖突然过高或过低会伤害到自己的身体。

①产后妈妈取站位或坐位。用刮痧板由腹部左边向右边单向刮。

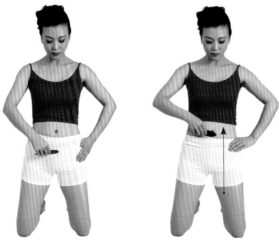
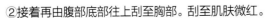
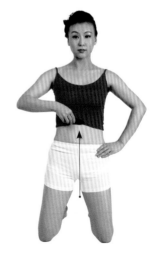

②接着再由腹部底部往上刮至胸部。刮至肌肤微红。

运动之瑜伽体式一：摇摆式

最佳练习时间： 下午3点、晚上9点

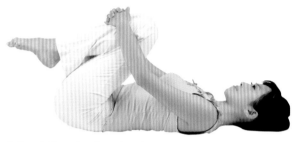

①仰卧，自然呼吸，弯曲双膝，将两大腿收近胸部。双手在膝下方十指交叉抱住双腿。

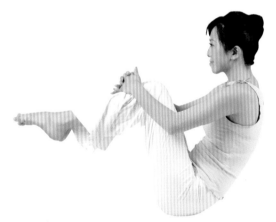

②吸气，脚尖用力让你的身体以惯性向前后摇摆。

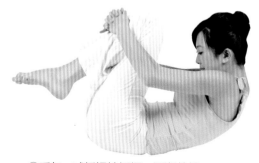

③呼气，减缓惯性摇摆，逐渐放松。

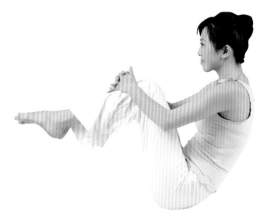

④吸气，向前摇摆，自然呼吸，前后摇摆大概5次，也可以随意多做几次。

体式功效

①这个体式能对背部、臀部和髋部进行有效的按摩，增加这些部位的血液循环，让身体充分享受按摩与放松的快感。②同时，摇摆式还有利于腹部脏器的健康，让我们拥有由内而外的健康与舒适。

练习诀窍

在整个练习的过程中，头部、脚部不要触地，挺直腰背是关键，将踝关节尽量拉近臀部，深深地呼吸，尽情享受这个体式带给你的轻松与愉悦。

运动之瑜伽体式二：虎式加强平衡式变体

最佳练习时间： *上午10点*

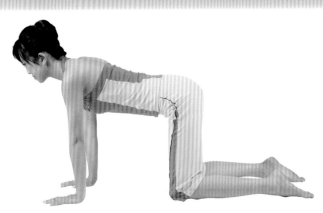

①跪立，双手分开与肩同宽，手臂与大腿垂直于地面，成四角板凳状跪立在地面。

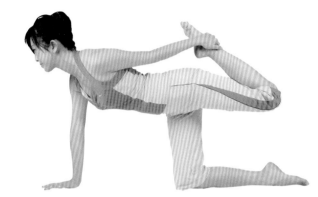

②吸气抬头塌腰提臀的同时左腿向后蹬出，与髋部保持平行，左手向后握住左脚掌，呼气，肩膀放松。

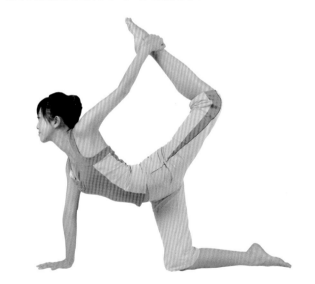

③吸气，抬头，左腿尽量抬高，左手也随之向上提升。

体式功效

①能同时锻炼腰腹部肌肉的瑜伽体式很多，虎式加强平衡式变体是最有效的一种。它能按摩腹部器官，有效地刺激腹部神经和穴位，最大限度地拉张腹内斜肌肉和腹外斜肌，从而消除腹部深层脂肪，让"游泳圈"消失不见。②同时这个体式还能让你的臀形变美哦。

练习诀窍

①均匀的呼吸,保持双肩的放松,不要耸肩；②练习过程中髋部不要向外翻转,尽量与地面平行。

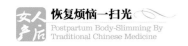

2. "囤积"于双腰部的赘肉

◀ **改善方法：按摩+运动** ▶

按摩

最佳体位： *坐位、站位*　　**按摩介质：** *润肤（精油、露、乳液）*

放松： *产后妈妈在腹部处涂抹大黄膏，并轻轻揉按。*

注意： *产后妈妈将适量润肤露等均匀涂抹于腹部。*

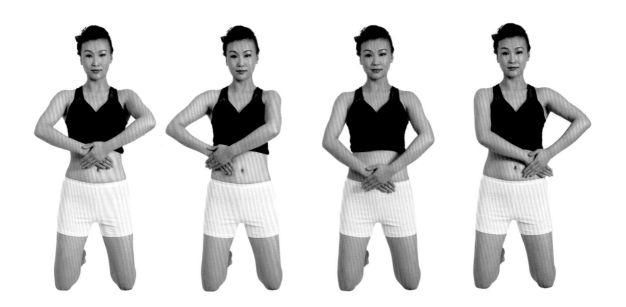

练习诀窍

产后妈妈取站位或坐位。双掌叠放置于小腹前，绕着肚脐逆时针摩至润肤露被完全吸收。然后再以顺时针的方向摩。

温馨提醒

产后妈妈注意啦！洗完澡后待皮肤水分干后再进行腹部按摩，效果更佳。

运动之拉伸运动一：坐位扭腰

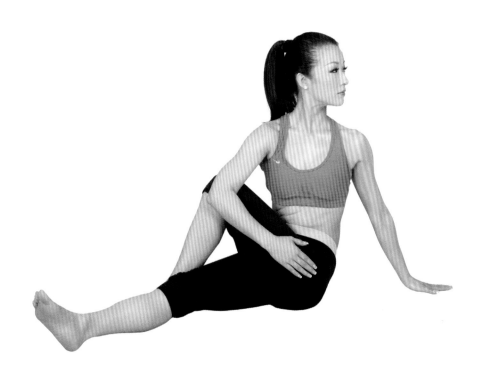

坐位，右腿伸直，左腿屈膝放于右腿外侧。身体向左偏转，头部也随之向左偏转，左手撑地以维持身体平衡，右手随意摆放在左大腿上。保持舒服的拉伸姿势5～15秒。再交换双腿的位置，向右扭转脊柱。

运动功效

拉伸脊椎，收紧背部线条，减少背部赘肉，缓解背部肌肉的紧张和疼痛。

练习诀窍

身体偏转时，应尽量保持身体的平直，尤其是头部不要歪斜，这样很容易造成拉伸方向上的变化，影响拉伸效果。

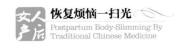
运动之拉伸运动二：抬腿侧压组合

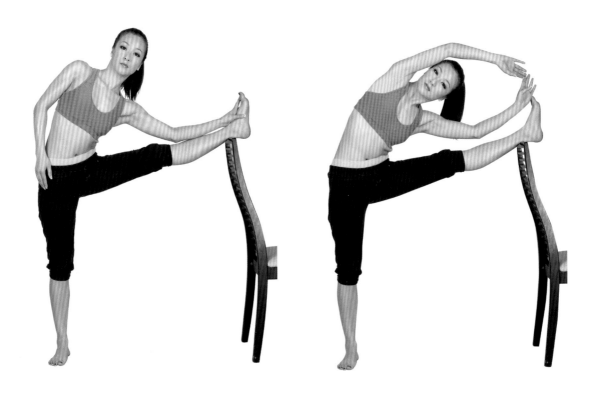

①单腿站立，左腿伸直，脚踝搭在椅背上，左手臂轻松地触碰到脚背或者脚趾。

②上身慢慢向左腿倾斜，保持舒适的拉伸5～15秒。再以同样的方式对腰背右侧进行下压。

运动功效

最大限度地拉伸腰部，能有效地美化腰部曲线，缩小腰线。

练习诀窍

在练习时，主要配合均匀、有规律的呼吸，遵循抬腿时吸气，放下时呼气的原则。

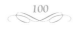

运动之拉伸运动三：仰躺提膝组合

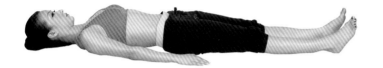

①仰躺。双腿伸直，双手自然摆放在身体两侧，腰腹部收紧。

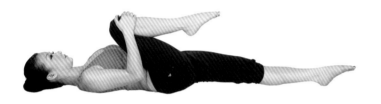

②右腿屈膝上提，然后右手握住右膝，慢慢将右腿拉向左胸。

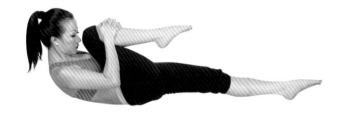

③头部慢慢抬离地面，腰背部也可以抬高一些。保持放松的拉伸姿势5~15秒。

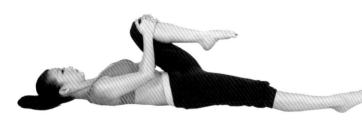

④放松后，再进行左腿的提拉。同样保持5~15秒的拉伸。

运动功效

①强化腰部力量，缩减腰部赘肉。②能按摩到腹部的脏腑器官，加强腹部气血流动和毒素的排出。

练习诀窍

在练习时，主要配合均匀、有规律的呼吸，遵循抬腿时吸气，放下时呼气的原则。

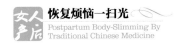
3. 松弛的腹部皮肤

◀ 改善方法：按摩+刮痧 ▶

按摩：点按法

取穴： 关元、气海、天枢、大横　**最佳体位：** 坐位、跪位

穴位定位

关元定位：在脐下3寸，腹中线上。简单找穴法：肚脐下4横指处。

气海定位：在下腹部，前正中线上，当脐中下1.5寸。简单找穴法：脐下两横指处。

天枢定位：天枢位于腹中部，距脐中2寸。简单找穴法：肚脐旁开三横指。

大横定位：在腹中部，脐中旁开4寸。简单找穴法：大横穴在肚子中部，平脐，肚脐外大约一横掌的位置，左右各有一个。

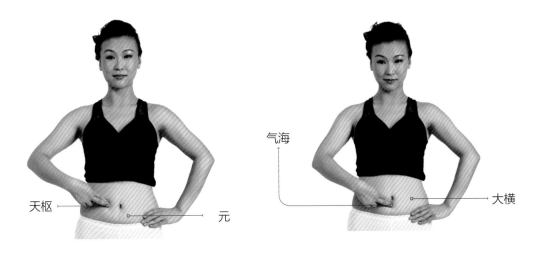

产后妈妈取坐位或跪位。分别按压关元、气海、天枢、大横等穴。每个穴位点按2~3分钟。

温馨提醒

点按穴位的同时如果能配合揉按穴位局部，效果会更好。

刮痧

最佳方案: *面刮*　　**最佳体位:** *站位、跪位*　　**刮痧介质:** *刮痧板、橄榄油、甘油*

放松: *产后妈妈在腹部处涂抹大黄膏,并轻轻揉按*

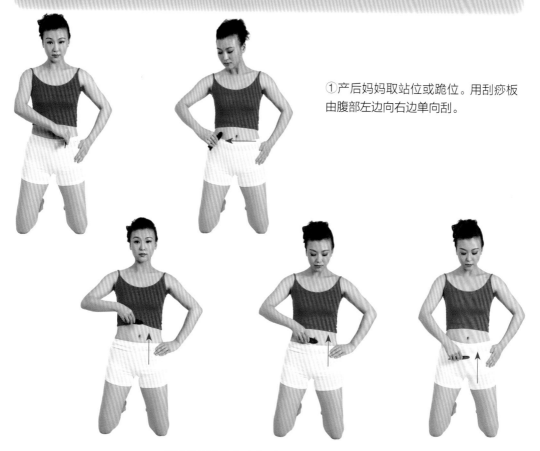

①产后妈妈取站位或跪位。用刮痧板由腹部左边向右边单向刮。

②接着再由腹部底部往上刮至胸部。刮至肌肤微红。

温馨提醒

刮的时候手法的轻重要掌握好,先轻后重,方向是由上至下,从左至右,力度以自身能承受为限,切不可使用蛮力,还有记得时时保持肌肤的润滑,不然硬硬的刮痧板会刮伤我们娇嫩的肌肤。另外还要提醒产后妈妈,肚子饿的时候和刚吃饱饭的情况下最好不要进行刮痧,以免血糖突然过高或过低会伤害到自己的身体。有条件有时间的产后妈妈可以到专门的医疗结构或者中药馆去做埋线减肥,效果不错。

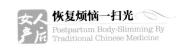
三、臀部：产后让臀部再次翘起来

女人的臀形就像钻石的切割一样重要，作为完整"S"形线条的收尾部位，娇翘的曲线总会让时装大师们如痴如醉。

完美的臀形应该是，臀部最凸出的地方应刚好位于身体的中心位置，其大小应与上半身的比例协调，看起来轻盈、微微上翘。从侧面看臀部曲线应浑圆，如此情形下臀部及腹股沟间的线条才会看上去很美。

如果侧面线条不那么浑圆，而且有下垂发生的产后妈妈，想要身形很"S"，唯一的出路就是——赶紧想办法矫正！

如果是顺产的妈妈，无论你情不情愿，你都会拥有一个大屁股。

因为分娩时你的骨盆被撑大，整个身体的重心会下移，臀部也会发生相应的变化，由此形成了大屁股。可是这样得来的大屁股有时也并不怎么招人喜欢。因为大并不一定就代表漂亮，而且大的同时往往又伴着垮，所以也难看。

为了摆脱那些难看的冬瓜臀、面包臀，获取极具诱人曲线的"桃子臀"，我们真是煞费苦心，胸使劲地挺，屁股使劲地撅，可是塌的依然塌，平的也还是没有翘。与其费神的想象，不如利用生活中的一些空当来穿插一些美臀的方法。比如瑜伽、按摩、刮痧等，这些方法虽不能起到立竿见影的效果，但比起天天费劲地撅，实用得多。

如果你认为只要将臀形变好就算完事了，那我们永远无法拥有真正意义上的美臀，因为美臀除了线条形状好以外，肌肤好也很重要！别以为终日不见太阳，从来不露脸的臀部肌肤就一定不会粗糙老化，其实臀部才是受苦最多的身体部位。

无论产前产后，产后妈妈基本上都是坐坐族。一天有大半的时间我们不是躺着就是坐着，有时连走路对我们来说都可以算作一场耗费体力的运动。由于臀部与沙发凳子长时间亲密接触，免不了经常摩擦，从而加剧了臀部肌肤的角质化，引起色素沉淀和橘皮的产生，形成了暗淡无光的"黑臀"。

而臀部肌肤的老化速度在全身所有肌肤里堪称之最，松弛的臀部肌肤会随着重力的作用往下坍塌，使臀部肌肤粗糙且褶皱多，想要不留一处死角地当一个拥有性感美臀的辣妈，日常生活中的一些小方法就能帮你塑造美臀。

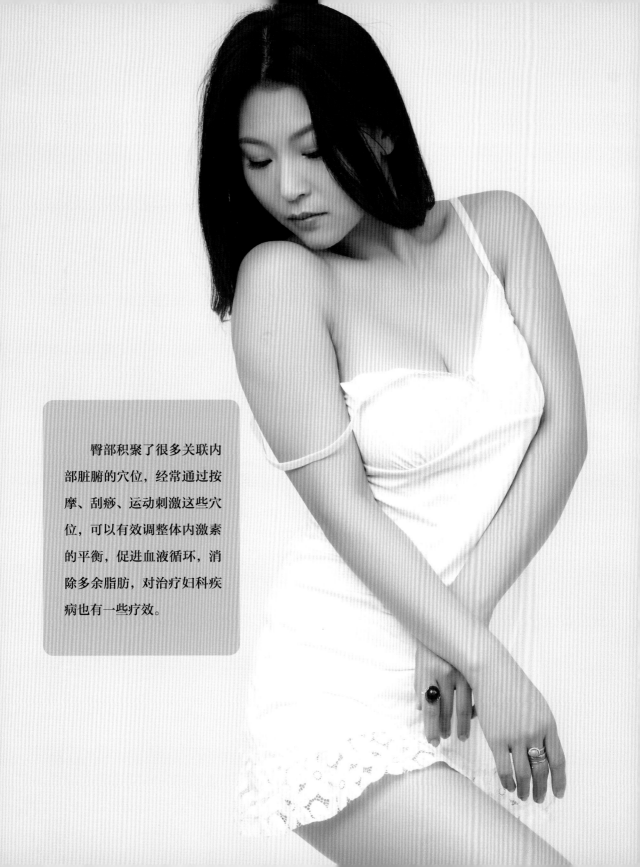

臀部积聚了很多关联内部脏腑的穴位，经常通过按摩、刮痧、运动刺激这些穴位，可以有效调整体内激素的平衡，促进血液循环，消除多余脂肪，对治疗妇科疾病也有一些疗效。

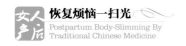
1. 祛除臀部赘肉

◈ 改善方法: 按摩+运动 ◈

按摩

最佳体位: 站位　　**取穴:** 承扶、环跳、秩边

穴位定位:

承扶定位: 在大腿后面, 臀下横纹的中点。简单找穴: 臀部下横纹皱褶处的中点。

环跳定位: 在股外侧部, 侧卧屈腿, 当股骨大转子最凸点与骶管裂孔连线的外三分之一与中三分之一交点处。简单找穴: 两手分别放在两侧臀部, 虎口对准髋部, 除拇指外的四指在前, 大拇指指腹所在位置即是环跳穴。

秩边定位: 在臀部, 平第4骶后孔, 骶正中嵴旁开3寸。简单找穴: 在臀部, 平第4骶后孔, 骶正中嵴旁开四横指处。

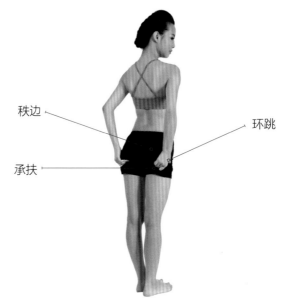

秩边

环跳

承扶

因臀部脂肪较身体其他地方厚, 所以在按承扶、环跳、秩边这几个穴位时要尽量用力, 按至局部有酸胀麻木感为佳。每个穴位大概按2~3分钟。

温馨提醒

如果想要加强塑身的效果, 可以在按压穴位后对穴位局部进行敲打, 这样对穴位的刺激会更强烈一些, 收到的效果也更明显一些。

运动之瑜伽体式：半蝗虫式

最佳练习时间： *上午9点*

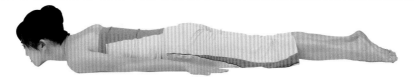

①俯卧，下巴抵住垫子，双手手掌贴地放在两侧。

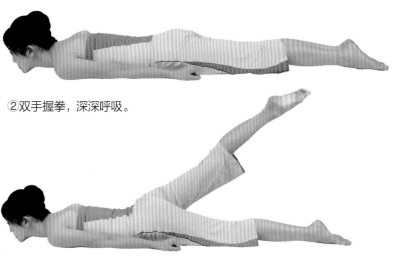

②双手握拳，深深呼吸。

③双拳向下按，尽量把右腿抬高，左腿用力向下抵住垫子以便使右腿伸得更高。

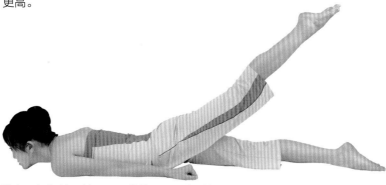

④右腿轻轻放回地面，手掌放开，手掌贴地，呼气放松。

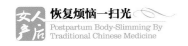
练习诀窍

①上举的腿部要尽量向上和向外伸出，从而拉伸腰部，另外一条腿要尽量收紧肌肉，以达到更好的效果。
②此外当一条腿抬高时，要保持另一条腿不离开地面。

体式功效

①这个体式中踢腿的姿势带来的爆发力让臀部紧致，改变肌肉松弛现象，而且能使下垂的臀部提升。②同时充分锻炼臀大肌，有效地刺激臀后脂肪，促进脂肪的分解和燃烧，对臀部肥大有很好的效果哦。

2. 提升臀围线

《 改善方法：运动 》

日常美臀法

夹臀运动：不管何时何地，站立时稍微分开双腿，两脚成外八字，用力夹起臀部，坚持一段时间再放松，然后再夹紧。只要坚持这个动作，你的臀部会越来越翘，越来越饱满。

洗碗运动：每天利用枯燥的 5 分钟洗碗时间来锻炼后腰和臀部肌肉，很快美丽的腰臀线条就会显现。首先两手放在厨房水槽边支撑身体，上半身微微前倾。然后向斜后方 45 度伸直并抬起右腿，在空中保持 2 秒再慢慢恢复原始姿势。换左腿重复同样的动作。最后右腿伸直，慢慢向右侧 45 度抬起，在空中静止 2 秒后再放下。

高跟鞋步行法：高跟鞋是女人必不可少的至爱宝物，不过它的功能绝不仅仅只是让女性的身形看起来更高挑而已，有研究证明高跟鞋在提臀热潮中扮演着至关重要的角色。每天 30 分钟高跟鞋行走，让女性在行走的时候不自觉地收紧臀部，达到向上牵引塑出翘臀线条的目的。

运动之瑜伽体式：擎天式

最佳练习时间： *午后2点*

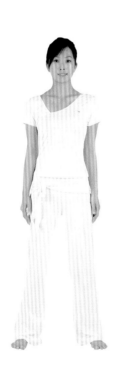 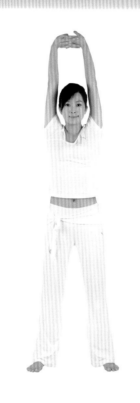 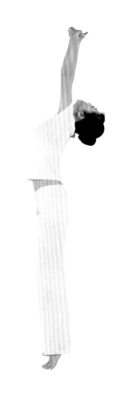

①站姿，双腿分开与肩同宽。

②十指于胸前交叉，吸气双臂向上伸展，高举过头顶，翻转掌心向上。

③脚尖踮起，腰往前倾，头往后仰，脸向上方。双臂持续向上伸展。

体式功效

①擎天式通过踮起脚尖，拉伸整个身体，能够收缩臀小肌与股方肌，锻炼并按摩到臀部，将臀部提拉起来并且美化臀形。②还可以缓解椎间盘突出带来的疼痛感。

练习诀窍

踮起脚尖时，注意保持身体的平稳。

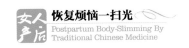
四、背部：产后辣妈要敢于裸背

脸是美过了，胸是挺过了，颈也直过了，那么背呢？

背部，承接着我们身体的重量，统摄着我们一身的阳气，美的背影，旖旎的线条有时候更能让人浮想联翩，可是转过身来，正面的真相有时又会让很多人心碎了一地。可见，背部有时候也可以盖过正面，成为焦点。

我们平常在正面下足了功夫，却独独遗落了转身之隔的背部，想要摇曳出360°都迷人的身姿，让阳光都为我们逗留多一会，那产后妈妈可要记得在背后下一番功夫了。

对于装满脂肪、布满赘肉，显得松垮臃肿的背部，人们常常用"虎背熊腰"来形容。想想看，虎的背覆盖了多厚的脂肪，才能有如此的厚实呀？

可是对于我们来说，清瘦单薄一点的背部会更惹人怜爱，所以想要成为楚楚动人的背影杀手，非得减脂去肉不可，将背部的肌肉和线条锻造得紧实是成就美背的必经之路。

我们知道，身体任何部位想要美丽，那就一定不能让气血瘀滞在那里，否则赘肉就会狂生，将我们原本美丽的躯体层层包围，让我们从外面看来面目全非。所以，想要拥有美肩美背的妈妈们注意啦！先不要忙于擦各种护肤品养护品，打通背部经络，通畅气血才是美背塑形的关键。

当我们累的时候，如果有人能帮我们捶捶后背，捏捏肩膀，疲惫感顿时会消除大半，这是因为背部乃人体之阳，守住了阳身体才有自我恢复的资本。而背部是胸中之腑，是最容易受寒的地方，特别是刚分娩完百节空虚的产后妈妈，很容易感染风寒，所以为了保住我们的阳气，防止寒气侵入，我们要注意背部的防寒保暖，守住了阳气，也就守住了健康和美丽。

完美的背部，还需要光滑细腻的肌肤作铺陈，否则会给人一种粗糙感。可是，背部赘肉、痘痘等不雅因素让我们的背部无法达到美好状态。

如果我们能像爱面子那样呵护你的后背，再练就一副迷人蝴蝶骨，那么背影一定能摇曳出精彩，妩媚之中也会增添一份坚定。

1.清丽背影

《 改善方法：按摩 +运动 》

按摩：捏脊法

最佳体位：俯卧

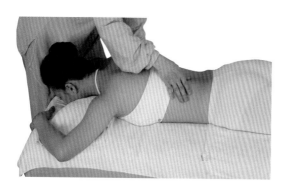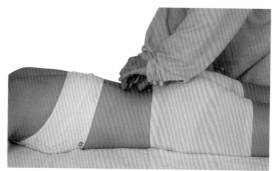

做法：

①俯卧躺着，用拇指、中指和食指指腹捏起脊柱上面的皮肤，轻轻提起，从腰处开始，边捻动边向上走，一直到脖颈。从下往上做，一般捏3~5次，以皮肤微微发红为度。②以手掌心轻抚按压腰部背部肌肉，透过手心温度，加速按摩霜的吸收。手掌心下方旋转施力向下按，重点按摩肩部至臀部之间的背部肌肤，直至皮肤微微发红即可。

效果：改善背部血液循环，疏通经络，减少背部赘肉的堆积，收紧背部的线条。

点穴法

取穴：大椎、身柱、大杼 *最佳体位：坐位*

穴位定位

大椎定位：大椎位于后正中线上，第七颈椎棘突下凹陷中。简单找穴：低头时，颈部突起的最高点下面的凹陷处。

身柱定位：位于人体背部，当后正中线上，第三胸椎棘突下凹陷中。简单找穴：背后大椎下即为胸椎，身柱穴在第三胸椎下凹陷处。

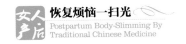
大杼定位：位于背部，当第一胸椎棘突下，督脉旁开1.5寸。简单找穴：低头时，颈部后隆起最高点，下一个突起，旁开两横指。

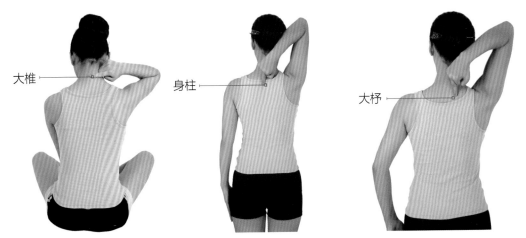

产后妈妈取站位或坐位。用食指和中指分别按压大椎、身柱、大杼等穴，使局部产生酸胀感。每个穴位点按2~3分钟。

温馨提醒

如果产后妈妈确实够不到背部的穴位，可以让家人代劳帮忙按摩。

运动之瑜伽体式一：眼镜蛇扭转式

最佳练习时间：上午10点、午后2点

体式功效

这个体式模仿蛇的姿态，头部和躯干向上，向后挺起，让身体向蛇一样来回扭动，能够按摩腹部器官、柔软脊柱、美化背部线条，消除背部多余的脂肪。

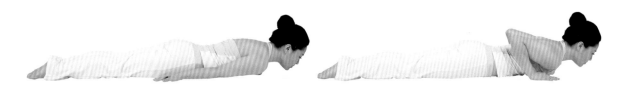

①俯卧，下巴点地。　②屈双肘，双手放在胸膛两侧，掌心向下。

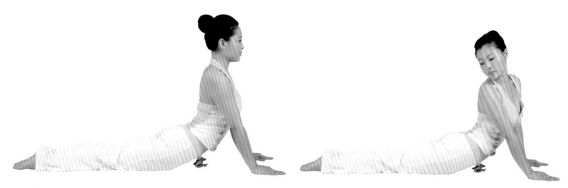

③吸气，双臂用力撑起上半身，髋骨不要离地，双肩放松。

④呼气时头和上半身向右后方扭转，眼睛看向脚后跟，手臂不要弯曲；吸气回正身体，呼气，反方向再做一次。

练习诀窍

①练习过程中保持双肩的放松，并尽量并拢双腿，保持3次呼吸，再做另一侧练习。②患甲状腺机能亢进、肺结核、胃溃疡、疝气的人和怀孕的美眉不要做这个动作。

运动之瑜伽体式二：双腿背部扭曲式

最佳练习时间： 上午10点、午后2点

体式功效

①这个体式以坐姿为主，拉伸腿部韧带，促使腿部上的胆经和肝经畅通，从而护养肝脏。②腰部的扭转能够消除腰背部的赘肉，按摩腹部器官。③背部前屈的姿势，滋养脊柱神经，缓解背部疲劳。

练习诀窍：

向前弯腰时，双腿要伸直，臀部不可离地。

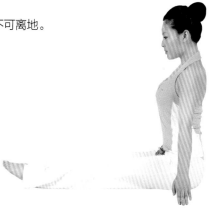

①坐立，双腿向前伸直并拢，双手臂自然展开垂于体侧。

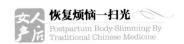
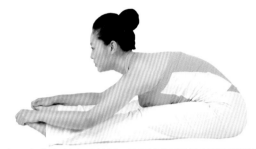

②吸气，身体向前向下伸展，双手尽量抓住双脚用腹部贴近大腿。

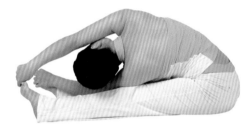

③呼气，左手抓右脚，右手抓左脚，旋转上半体。

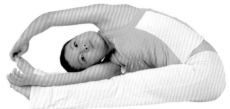

④吸气，双臂带领身体回正，呼气，放松还原坐姿做另一侧的练习。

2.背部去角质

◈ 改善方法：按摩 ◈

按摩

材料： 按摩刷（软猪鬃毛刷）、专业去角质膏、身体乳

做法：

①洗澡后用热水微蒸肩部和背部，或使用热毛巾轻搓肩部和背部，使老旧的角质软化而容易去除。②再仔细抚摩肩部和背部的肌肤，在感觉粗糙的局部肌肤上均匀涂抹去角质膏或去角质油，轻轻按摩以加速去角质。③开始刷的时候，先把皮肤擦干，这样更容易去除死皮细胞。以画大圈的动作从背部上面往下来回刷。④最后用温水清洗干净。

功效：

能帮助死皮脱落，保持肌肤光滑柔软的好方法，它不仅能促进血液循环，还能减少橘皮组织的产生。

温馨提醒

记得挑选那种手柄握起来特别顺手(还能方便清除平时够不到的后背皮肤)，毛质又柔软的猪鬃毛刷。另外，别忘了涂抹滋润效果极佳的身体乳液！去除角质后的肌肤比较脆弱，所以涂抹保湿乳液为肌肤提供长久保护是必需的。

3.背部祛痘去粉刺

改善方法：按摩

日常护理法

材料： 粗盐、蜂蜜适量

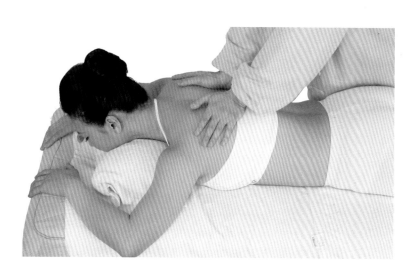

做法： 蜂蜜与盐调匀备用。

使用： 将调好的汁液均匀涂在背部，并轻轻按摩一两分钟，之后用温水冲洗干净即可。

功效： 抑制油脂分泌过剩，使背部肌肤清洁干爽。

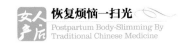

按摩

材料： 新鲜芦荟叶一片

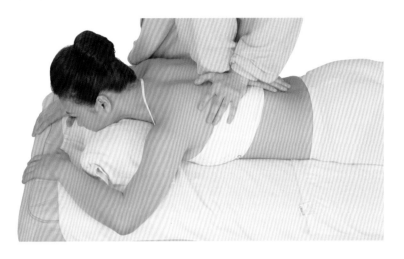

做法： 将芦荟挤出汁液装在碗里备用。

使用： 将芦荟汁均匀涂抹在背部肌肤上，然后轻轻按摩片刻即可。

功效： 芦荟具有消炎杀菌、保湿收缩毛孔的作用。

温馨提醒

涂抹芦荟汁之前最好将背部进行清洁，这样效果最佳。

4.背部美白

改善方法：按摩+食疗

按摩：精油按摩

配方： 小麦胚芽油 10ml，柠檬精油 3 滴，鼠尾草精油 1 滴，玫瑰精油 1 滴。

做法： 用小麦胚芽油做基础油，依次加入柠檬精油、鼠尾草精油和玫瑰精油。搅拌均匀后，直接涂于背部，然后轻轻按摩片刻即可。

功效: 滋润肌肤,美白祛痘。

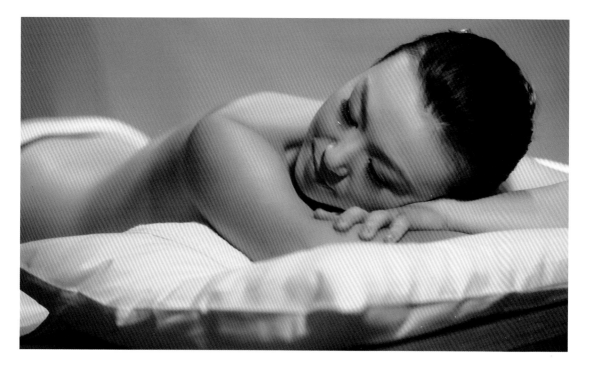

温馨提醒

背部美容护肤的美白按摩最好在夜间进行,柠檬精油为光感精油,应注意避光。

食疗: 美背汤——桑葚牛骨汤

功效: 汤鲜味美,能补肾益骨,内养则从内美到外,吃出年轻漂亮的挺拔身姿,美背不可不试。

材料: 桑葚25g,牛骨500g,黄酒、白糖、生姜、葱各适量。

做法: 将桑葚洗净,加黄酒、白糖少许蒸制;另将牛骨置锅中,水煮开锅后去浮沫,加入姜、葱再煮。见牛骨发白时,加入已蒸制的桑葚。开锅后再撇去浮沫,调味后即可服用。

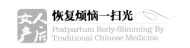
五、双臂：纤细手臂不衰老，产后美臂烦恼一扫光

手臂是一个女人性感的部位，纤细的双臂优雅地张开，能给形体加分不少，穿搭衣服也更显气场。同时，纤细的手臂也是年轻的象征。

君不见典型的大婶几乎一律膀大腰圆，这种形体上的懈怠与内心的倦怠刚好匹配，也向我们诠释了什么是"不修边幅"。

如果想给别人留下清爽的感觉，那么挥一挥衣袖，感觉必定轻盈；如果给别人留下的感觉是拖沓，即使将双臂藏于袖中，感觉也是厚重。

想要做个由内而外都精致的妈妈，是时候该跟"拜拜肉"说拜拜啦！

柔滑，光洁，紧致，线条纤细健美，上臂没有多余的赘肉，是手臂完美的标志。

可"蝴蝶袖"般的上臂赘肉是公认最难消减的身体部位，而且，手臂肌肤和面部一样会经受紫外线的侵害而最先衰老，怎样才能让手臂肌肤细腻、线条紧实流畅？我的保养秘诀就是从日常生活的点点滴滴做起。

首先，保持手臂的光洁是一年四季都要做到的事情。最简单的方法是在每次沐浴的时候刮去新生的汗毛，浴后的身体滋润霜也是修护毛孔的好时机。最需要注意的是汗毛冒头的一周内如果你没有及时刮去，摸上去扎扎的一片才是最令人尴尬的。

其次，由于受到阳光的照射，手臂肌肤最容易老化和松弛，当你的手臂上出现了一条条干纹，上臂的蝴蝶袖已经形成的时候就只能与抹胸吊带绝缘了。每天为手臂进行按摩和滋润与每天为面部涂上保湿霜一样重要。

第三，纤细的小臂是塑造优美线条的前提，所以千万不能让手臂长出赘肉来。不用去健身房，每天利用座椅或者小哑铃为手臂做一些屈伸运动，刺激容易长赘肉的两臂肌肉，持续下来就会获得良好的效果。千万不要用分量过重的哑铃，不然练出明显的肌肉也很吓人。另外，给自己一个理由不提重物吧，不然你的小臂也会很容易出现肌肉块。

也许十天、二十天，甚至三十天，我们都察觉不到手臂上的肉肉有什么动静，但是，在我们不动声色的表面，内里往往已经是剑拔弩张的战场了。再坚持一下，也许我们的手臂就能挥舞出轻盈的姿态了。

1.手臂减脂

◀◀ 改善方法：按摩 +运动 ▶▶

按摩手法：搓揉式

最佳体位： 坐位　　**按摩介质：** 按摩油 橄榄油 按摩精油

术前准备： 产后妈妈洁净臂部后在手臂上均匀地涂上按摩油、橄榄油等肌肤润滑介质

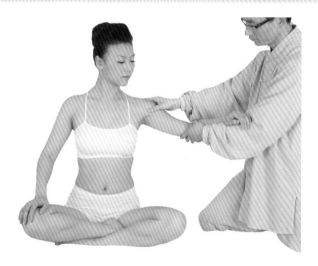

做法： 主要使用手指指腹，将皮下脂肪抓出，由臂内侧、外侧的中心线开始，使用稍微有些疼痛的力道，有节奏地持续进行。

效果： 这种按摩方法能有效畅通手臂经络，调节血液流通。

按摩手法：提拿式

做法： 仔细提拿脂肪多的地方，并且以大拇指用力搓揉按摩。

效果： 这种按摩方法属于比较结实高效的，适合对手臂内侧皮下脂肪较厚的地方进行，能有效促进手臂血液流通以及加速分解脂肪。

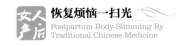
按摩手法：拧扭式

做法： 以指腹用力抓起已呈现出大块的厚皮下脂肪，用拧扭结合的方式加以按摩。每个动作之后均稍微停顿休息，然后再反复进行一次。

效果： 这可以说是减少脂肪最强的按摩方法了，能强烈刺激手臂的经络穴位，加快脂肪和毒素的排出。

疗程： 整个疗程做 20 次，每星期做 2 次。

运动之瑜伽体式：半月式

最佳练习时间： 上午9点

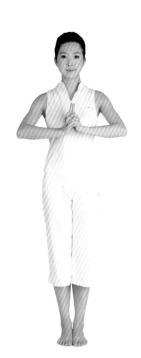

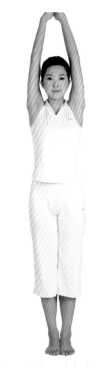

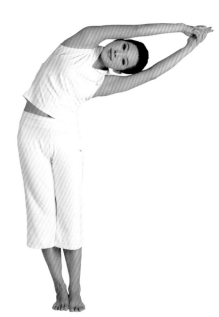

①基本站姿。双手胸前合十，食指向上，其他手指相扣。

②吸气，伸直手臂向头顶上方。

③呼气，向左侧弯腰。

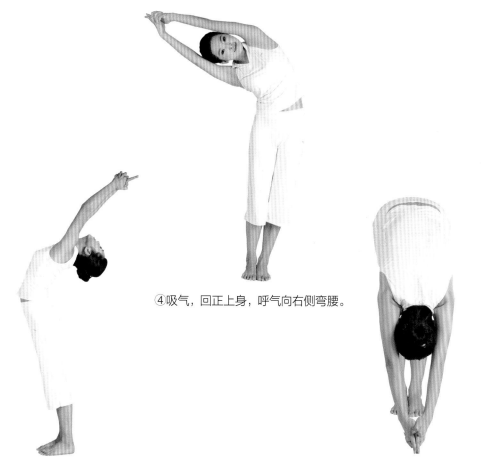

④吸气，回正上身，呼气向右侧弯腰。

⑤吸气，回到正中，呼气，身体向后，胯部前推。

⑥吸气，回正，呼气，上身向前向下。

练习诀窍

①向一侧弯腰时，保持身体不要前倾，双肩尽量向后打开，使腰部的拉伸效果更好，一定不要屏气，每个方向保持2~3次呼吸。②回正向前向下动作连接时，腰部用力身体慢慢伸展，不要用颈部的力量，以免头部眩晕，尤其是低血压患者。

体式功效

这个体式能拉伸双臂韧带，锻炼手臂的灵活性，让手臂上的脂肪在不知不觉中快速燃烧；同时能够活动到肩部肌肉，可雕塑出柔韧性感的后肩和纤长匀称的玉臂。

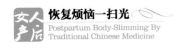
2.祛除臂部橘皮纹

◈ 改善方法：臂膜 ◈

臂膜

材料一： 大蒜 3 个，米醋 20g。

做法： 大蒜洗净去皮，捣碎成泥，加入米醋浸泡 5 分钟即可。

使用： 先清洁手臂，将大蒜泥涂抹在手臂上，包裹上保鲜膜，然后找个舒服的地方坐直身体，左臂前伸，然后屈右臂抱住左臂。右臂慢慢拉动，带动左臂向右侧肩膀方向转动，感觉非常舒服时停止，两臂轮流进行，重复做 10 分钟后将大蒜泥洗净。

功效： 大蒜能促进手臂血液循环，米醋能分解血管内的油脂，加快血管毒素的排出，帮助淡化橘皮纹。

疗程： 每周 2 次，最好在沐浴前做。

臂膜

材料二： 海盐、海藻适量，塑料薄膜一些。

做法：

①用海盐涂抹在臂部，摩擦 10 分钟后用热毛巾擦净。②将海藻加水调匀后涂在臂部，用塑料薄膜包裹住，20 分钟后拆除并洗净。③清洗完海藻膜以后，有条件的妈妈还可以用 CACI 塑体仪来收紧臂部肌肉。

功效： 海盐具有软化污垢、补充身体盐分和矿物质、排出体内多余水分，并且促进皮肤的新陈代谢，排除体内废物的功能。

疗程： 整个疗程做 6 次，每星期做 2～3 次。

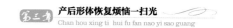

3.手臂平滑美白

《改善方法：按摩+食疗》

按摩：精油按摩

配方：

甜杏仁油和柠檬精华油适量、牛奶浴盐和粗盐适量、2滴橄榄油、热毛巾一条。

做法：

①将粗盐调成糊状，点上2滴橄榄油，用调理棒搅匀后，将磨砂膏涂满全手臂；为手臂部按摩10分钟。

②用热毛巾擦去磨砂膏，将双臂放在有牛奶浴盐的热水中（40℃即可）浸泡10分钟。

③用甜杏仁油和柠檬精华油调成按摩油，按摩40分钟即可。

功效： 紧实手臂肌肤，缩小肌肤毛孔。

疗程： 整个疗程做10次，每星期做1次。

食疗：杜仲川断猪尾汤

功效：

具有益气补血，缓解手臂压力，保持气血畅通，祛除寒湿壅积，滋养手臂皮肤，纤长玉臂的作用。

材料：

川断、杜仲各15克，猪尾2～3条。

做法：

将川断、杜仲用布包，猪尾去毛洗净，加水，放入生姜3片，料酒、酱油适量，旺火烧沸，文火炖烂，加盐少许。吃猪尾饮汤，一次服完，每周1～2次，连用1个月。

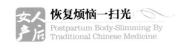
六、腿部：曲线生动露性感，产后辣妈要美腿

女人的身体就像一张名片，细腻滋润的肌肤，

凹凸有致的曲线，是最好的魅力代言。

大腿不够圆润，膝盖粗糙发黑，小腿不够修长结实，脚踝不够纤细……

产后只能裹上厚厚的牛仔裤，极其郁闷地过完一个又一个夏天？

Say，no！

拥有一双笔直修长、曲线生动的腿，才是身体最大的亮点。

大美人吴佩慈说，拥有一双迷人的双腿有三个要求：一是膝盖没有赘肉，二是脚踝要纤细紧致，三是小腿肚高。紧致而充满肌肉灵性的腿部线条，能展现出精纯的芭蕾气质，秀气白皙的玉足，能给人一种巧致的美感，能够充分展现女人性感的魅力。

这几天天气热了，我也想小秀一下身材，于是打开衣柜，翻出之前买的五花八门的裙子，寻思着要穿什么风格的好。可是无论我换上哪一套，只要站到镜子前，看到那双粗壮又不够笔直修长的腿，顿时信心全无。

穿长的吧，上下楼梯不方便；穿短的吧，对自己的腿没自信；而不长不短的裙子也是我要舍弃的对象，因为我膝盖的肉也很多，重点是小腿的肌肉过于发达，而中裙刚好把我所有的缺点都暴露出来。看来我这个夏天又要与裙子无缘了。

按照吴大美女的说法，似乎膝盖没赘肉是美腿的首要条件。确实，膝盖这里有多余的脂肪，会使腿显得又短又粗。有些人膝盖处脂肪堆积，主要是长期使腿处于不良姿态，导致脂肪堆积而形成视觉上的大骨节。我觉得可以多做压腿、抬腿的运动，这样可以增强膝盖的血液循环能力，消除多余脂肪，还能拉伸腿部筋骨，修正腿部的骨骼和形状。你看那些芭蕾舞演员，她们的腿无一不是又直又细的，我觉得这跟她们天天压腿有很大的关系。

而脚踝不够细，得归咎于日常饮食摄取的盐分、油分过高，加上身体循环欠佳，导致毒素堆积引起腿部水肿，再加上长期缺乏运动，时间一长，脚踝处就容易产生脂肪堆积，形成 "象腿"。无论大腿和腿肚部位如何细长，如果脚踝处没有突然紧收细下去，腿部就仍然缺乏线条美。

最后，就是让小腿修长。如果小腿肚最粗处位置较高，就会使腿显得修长纤细，腿形看上去优美匀称，粗细适中，无须增无须减，是最理想的腿形。所以我们要想办法提升腿肚的位置，即先让小腿变瘦，同时注意放松腿肚处肌肉避免硬化。

按摩是对腿部最温柔的呵护了，它能改善腿部血液循环，疏通经络，消除腿部水肿和脂肪。而艾灸则猛一点，但它除了能提升腿部阳气，活血化瘀之外，还能消除腿部一整天承受的压力，让腿部关节灵活，使线条变得更加玲珑立体。

如果我们懒得自己动手的话，可以选择去美容院做专业美腿护理，美容师通过使用按摩油、按摩手法及仪器刺激小腿血液循环，加速脂肪分解，能有效改善小腿水肿及腿肚处肌肉硬化的症状。

虽然我们无法拥有天生的美腿，也阻止不了种种让我们腿变粗的因素，但我们完成可以通过积极的行动来抵抗摧残，在美腿的道路上，我们要有化悲愤为力量的决心！

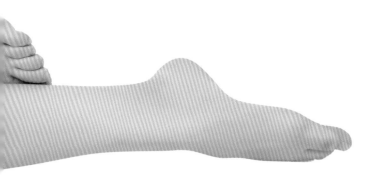

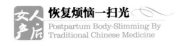
1.腿部脂肪过多

◀ 改善方法：按摩 +刮痧+运动 ▶

按摩

取穴：髀关、伏兔、承扶、风市　　*最佳体位：站位*

穴位定位

髀关定位：在大腿前面，当髂前上棘与髌底外侧端的连线上，屈髋时，平会阴，居缝匠肌外侧凹陷处。简单找穴法：大腿前面横纹处的中点。

伏兔定位：在大腿前面，当髂前上棘与髌骨外侧端的连线上，髌骨上缘上6寸。简单找穴法：用力伸大腿，大腿前下方肌肉最高处取穴。

承扶定位：在大腿后面，臀下横纹的中点。简单找穴法：臀部下横纹皱褶处的中点。

风市定位：在大腿外侧部的中线上，当腘横纹水平线上7寸。简单找穴法：直立，手自然下垂，手掌轻贴大腿中线乳立正状，中指指尖所在的位置。

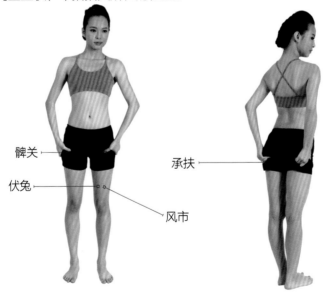

产后妈妈取站位。分别按压髀关、伏兔、承扶、风市等穴。每个穴位点按2～3分钟。

温馨提醒

按摩穴位以自己的最大耐受力为度。

刮痧

最佳体位： 坐位　　　**刮痧介质：** 刮痧板、大黄膏

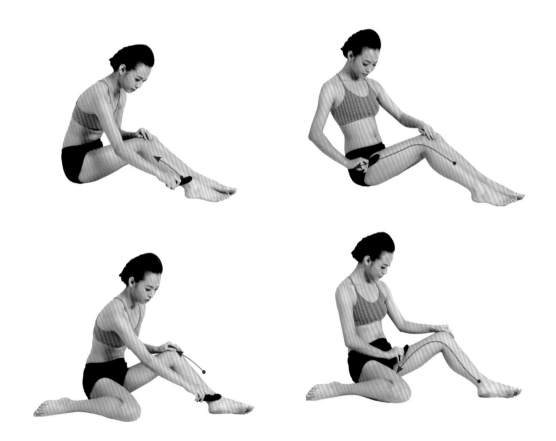

产后妈妈在进行刮痧之前最好在腿部抹上大黄膏，这样有利于加速脂肪的燃烧。然后用刮痧板从大腿根部外侧由上而下刮至脚外踝；接着再由大腿根部内侧由上往下刮至脚内踝处。刮至肌肤微红。

温馨提醒

产后妈妈最好选择在沐浴后刮，最好在刮完之后喝一点温开水。如果能在做一些空中踩单车或者是剪刀腿运动(就是躺在床上，双腿抬起，伸直，往两边尽量打开，停顿几秒钟，再合上，就好像剪刀一样之后更好。如果你不是全身肥胖想减肥的话，饮食上没有什么特别注意的，只要少吃油腻、含糖量高的食物就行，如果能配合晚餐少吃一些，可以瘦得更快。

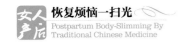
运动之瑜伽体式：半舰式

最佳练习时间： *上午10点*

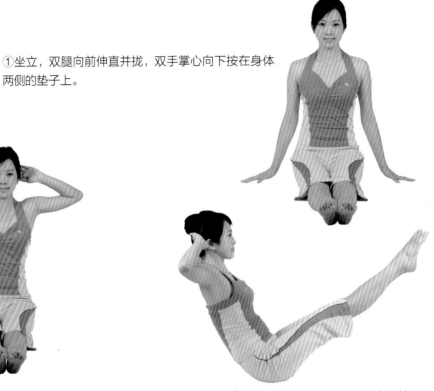

①坐立，双腿向前伸直并拢，双手掌心向下按在身体两侧的垫子上。

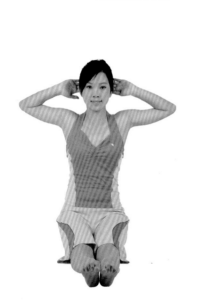

②吸气，十指相交，置于头后，手臂往后拉，与后背平行。

③呼气，微微向后倾，两脚离开地面，伸直脚趾。

操作要领

①双膝不要弯曲，全身重量应靠臀部来平衡，背部任何部分绝不触及地面。②脚趾的顶尖与头的顶端同一高度，两腿应与地面成30~40度角。身体支撑点在臀骨两点。

体式功效

①这个体式绷直双腿，调动腿部肌肉的活力，消除大腿外侧肌肉，有助于腿部肌肉变得紧致结实；②另外这个体式对先天不完美的O形腿、X形腿有矫正作用哦，同时消除腿部肿胀，令脚踝纤细、小腿修长。

2.腿部"水肿"

◈ 改善方法：按摩+运动+日常瘦腿法 ◈

按摩

取穴： *承山、飞扬、丰隆*   **最佳体位：** *坐位*

穴位定位

承山定位：　在小腿后面正中，委中与昆仑之间，伸直小腿或足跟上提时，腓肠肌肌腹下出现的三角形凹陷，即为该穴。

简单找穴法：伸足后，小腿后的肌肉出现人字交叉处。

飞扬定位：在小腿后面，当腓骨后缘，昆仑直上7寸，承山外下方1寸。

简单找穴法：昆仑穴直上7寸。

丰隆定位：在小腿前外侧，当外踝尖上8寸，条口穴外，距胫骨前缘二横指（中指）。

简单找穴法：从腿的外侧找到膝眼和外踝连线的中点，接着找到腿上的胫骨，在胫骨前缘外侧两指宽的位置，与刚才那个中点平齐的地方即是。

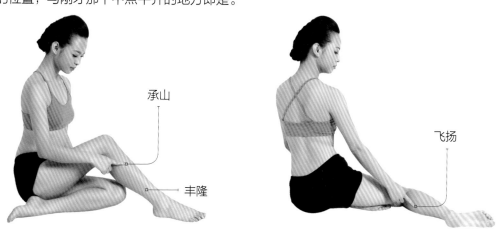

产后妈妈取坐位。分别按压承山、飞扬、丰隆等穴。每个穴位点按2～3分钟。

温馨提醒

水肿的产生除了腿部不畅以外，还跟脾脏的运化有很大的关系，所以平时吃点去湿消肿的东西也有利于改善腿部水肿的现象。

运动之瑜伽体式：平衡组合

最佳练习时间： *上午9—10点*

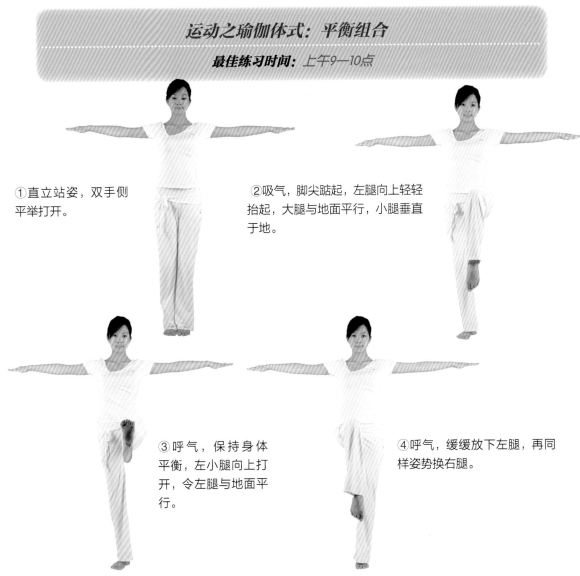

①直立站姿，双手侧平举打开。

②吸气，脚尖踮起，左腿向上轻轻抬起，大腿与地面平行，小腿垂直于地。

③呼气，保持身体平衡，左小腿向上打开，令左腿与地面平行。

④呼气，缓缓放下左腿，再同样姿势换右腿。

体式功效

①这个体式有效地燃烧大腿内侧深层脂肪，紧急瘦腿，锻炼并加强膝盖、脚踝的韧性和力量。②还能改善腿部血液循环，使腿部肌肉更加强健和匀称，并能增加腿部的肌肉弹性哦。

操作要领

①身体切忌左右摇摆，重心转移到左腿上。②初学者如果不能尽快找到平衡点，可靠着墙壁或者柱子练习。③为延长坚持时间，可以把注意力集中在前方一点。

日常瘦腿方案一： 10分钟速瘦法

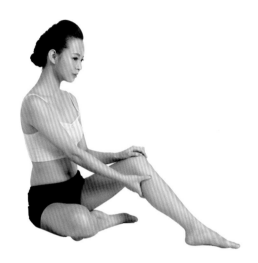

腿肚粗常常是因为浮肿。想让腿形变得更完美，就在约会前 10 分钟赶快按摩。

功效： 按摩后，使身体排出积累的废弃物，再使用瘦身霜，将腿高高抬起休息片刻，就可以使小腿变细 2 ~ 3cm。

做法： ①用双手扭动揉搓。双手的手掌紧贴包住腿肚肌肉，双手扭动进行揉搓，一直持续到腿肚全部变热为止。②双手交替抚摩。将双手的手掌全部贴在小腿肚周围，双手交替动作向上抚摩。双手共做 10 次。

日常瘦腿方案二： 高抬腿法

腿肚粗常常是因为浮肿。想让腿形变得更完美，就在约会前 10 分钟赶快按摩。

做法： 坐久了要把腿放在比心脏高的地方，晚上睡觉前可以把腿靠放在墙上，或者睡觉时把腿垫高 20 ~ 30cm。身体侧躺，上半身用手支起。一腿弯曲，一腿伸直。之后弯曲的那条腿反复做抬举动作，10 次后，向另一侧转身，换腿后做同样的动作。

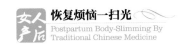
日常瘦腿方案三：拍打按摩法

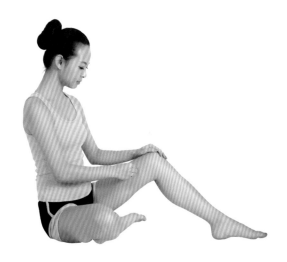

腿肚粗常常是因为浮肿。想让腿形变得更完美，就在约会前 10 分钟赶快按摩。

做法： ①顺着腿部的淋巴腺做拍打、按摩，可使腿部的淋巴结和血液循环更为畅通。而且通过适度按摩，能消除腿部的沉重感与水肿现象。②从脚踝开始向膝盖的背面用双手有节奏地、由下而上进行拍打。右腿结束后，左腿用同样方式进行。③当你决定选择此种瘦腿方式时，每周至少要按摩两次以上，且按摩的时间要坚持在一个小时以上，才能达到瘦腿的效果。可以选择在晚上看电视的时候做。

日常瘦腿方案四：静脉曲张袜

腿肚粗常常是因为浮肿。想让腿形变得更完美，就在约会前 10 分钟赶快按摩。

怀孕后，因腿部静脉血液受地心引力影响积存于下半部，造成腿部沉重疲倦或肿胀，严重者甚至静脉浮出，为了保有腿部的美丽，可以穿有弹性的静脉曲张袜。这是最为简便实用的保养之法。它可以压迫下肢静脉，迫使血液向心脏回流，从而消除或减轻下肢肿胀、胀痛等症状。在怀孕后期，采用此法护理双腿亦可减轻水肿程度。

3.腿部肌肉过于明显

《 改善方法：刮痧+运动 》

刮痧

最佳体位： 坐位　　**刮痧介质：** 刮痧板、大黄膏

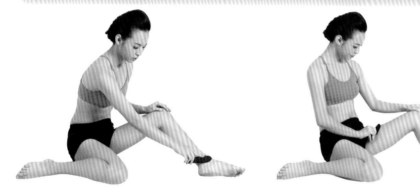

产后妈妈在进行刮痧之前最好在腿部抹上大黄膏，这样有利于加速脂肪的燃烧。然后用刮痧板从大腿根部外侧由上而下刮至脚外踝；接着再由大腿根部内侧由上往下刮至脚内踝处。刮至肌肤微红。

运动：瑜伽山式踮脚伸展式

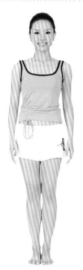
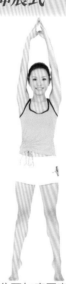

①站立，双脚并拢，手臂自然垂放于体侧。

②吸气，双脚分开与肩同宽，踮起脚尖，双臂向上高举贴于耳边，掌心相对，指尖相触碰。

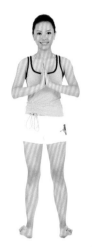 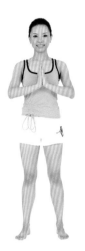

③呼气，脚尖还原，放下手臂于胸前合十。　④吸气，脚跟碰地，脚尖尽量向上抬起，膝盖绷直，保持数秒。呼气，身体还原。

温馨提醒

练习时，意志力需要集中在脚踝的运动上，感受小腿周围肌肉的紧绷及变化，保持身体的直立。

推荐运动二：瑜伽跪立侧伸展式

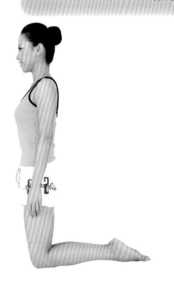 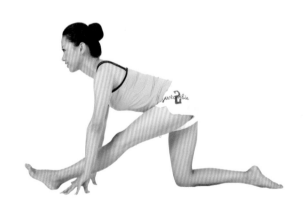

①跪立，腰背挺直，双手自然垂放于体侧。　②呼气，左脚向前跨步，左脚跟点地，双臂放于左小腿旁，指尖点地。

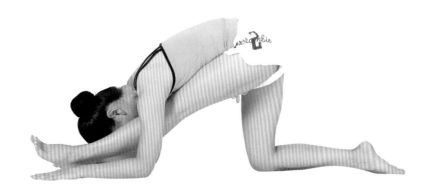

③吸气，头部下压置于左小腿旁，双臂手肘弯曲，上手臂与地面垂直，保持数秒。呼气，身体还原，换另一边练习。

温馨提醒

刚开始练习时，保持平衡很困难，膝部和小腿前侧会感觉疼痛。随着练习次数的增加，疼痛会逐渐消失，你也会逐渐获得更强的平衡感。

4.光滑腿部肌

◀ 改善方法：艾灸+食疗 ▶

艾灸：自我悬灸

取穴： *殷门、阴陵泉、承山*　　**艾灸器材：** *艾条*　　**最佳体位：** *坐位*

取穴精要

殷门定位：殷门位于大腿后面，当承扶与委中的连线上，承扶下6寸。艾灸殷门能祛散腿部水湿，防止水湿壅积形成脂肪从而使腿部线条变形。

阴陵泉定位：阴陵泉位于人体的小腿内侧，膝下胫骨内侧凹陷中，与阳陵泉相对(或当胫骨内侧髁后下方凹陷处)。艾灸阴陵泉能活血祛瘀，让腿部线条纤长美丽。

承山定位：承山位于小腿后面正中，委中与昆仑之间，当伸直小腿或足跟上提时腓肠肌肌腹下出现尖角凹陷处。艾灸承山能缓解腿部压力，让腿部线条趋于完美。

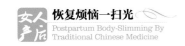
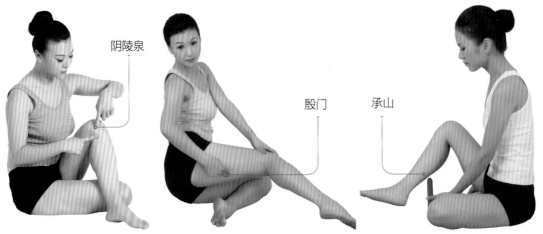

产后妈妈取坐位。将艾条的一端点燃，先后正对殷门、阴陵泉、承山等穴，与穴位局部皮肤成90°，距皮肤2～3cm。每次10～20分钟。

温馨提醒

产后妈妈艾灸时，热度以能耐受的最大热感为佳。对于体虚、局部知觉迟钝的妈妈，操作时可将中、食两指分开，置于施灸部位的两侧，这样可以通过手指的感觉来测知穴位局部的受热程度，以便随时调节施灸的距离和防止烫伤。

食疗：美腿食物

苹果：所含水溶性纤维质果胶可清肠，有效防止下半身肥胖。

红豆：可增加肠胃蠕动，减少便秘促进排尿。所含纤维素可帮助排泄体内多余水分、脂肪等，对美腿有百分之百的效果。

西瓜：西瓜利尿，钾的含量也不少，它修饰双腿的能力也不可小觑。

芹菜：含有大量的胶质性碳酸钙，可补充笔直双腿所需的钙质，还含有丰富的钾，可预防下半身浮肿。

菠萝：多吃菠萝可促进血液循环，将新鲜的养分和氧气送到双腿，恢复腿部元气。

奇异果：含有丰富的纤维素，吸收水分膨胀，容易产后饱腹感，并增加分解脂肪的速度，避免脂肪过剩让腿变粗。

西红柿： 有利尿及去除腿部疲劳的效果，长时间需要站立的妈妈们，多吃西红柿可以保证腿部的力量。

木瓜： 维生素含量很丰富，且有丰富蛋白分解酶素和木瓜酶素，当肉吃多了还能帮助消化，且含有大量整肠功能作用的果胶。

草莓： 富含维生素 C，每天吃几颗就能基本上满足人体一天需要的分量了。

5.减少腿部橘皮

《 改善方法：精油按摩 》

精油按摩

配方： 基础油 10ml+ 蓝甘菊 3 滴 + 冬青 2 滴 + 丝柏 3 滴

使用： 在腿上的肝经和脾经处涂抹一层去橘皮的精油后，从腿沿小腿、大腿向上按摩。

功效： 可以调理气血，疏通经络。

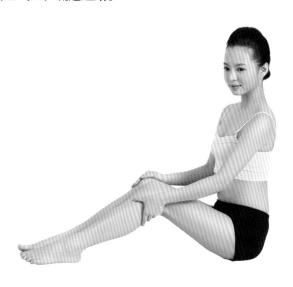

温馨提醒

按摩到某些部位时会有较强烈的痛感，它对应着身体的不同部位出现的或多或少的问题，之后那些疼痛部位可以作重点来按摩。

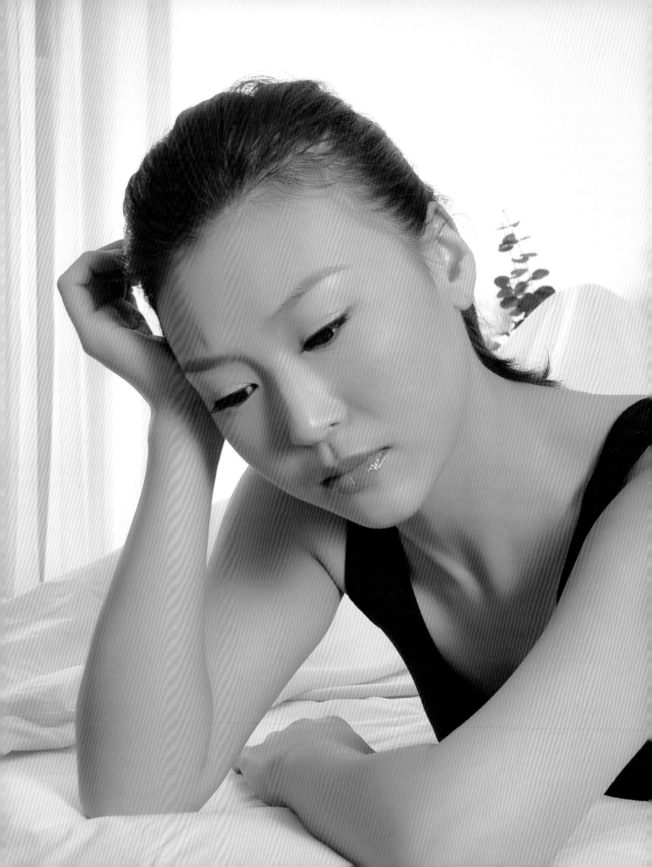

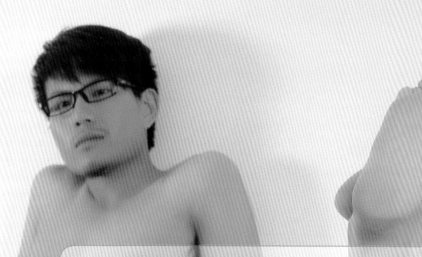

第四章

产后性福烦恼一扫光

chan hou xing fu fan nao yi sao guang

幸福女人，首先是"性"福女人。

然而生产过后，很多新妈妈的困扰也随之而来。

不仅身形发生了翻天覆地的变化，各种妇科炎症也接踵而来，这让不少妈妈的身心备受煎熬！

身材不好了，身体变差了，缺陷变多了。

至此，大多数妈妈都不敢把自己的不完美呈现给所爱的人看了，于是选择了逃避，选择了抗拒，结果连"性福"生活也一并舍弃了。

"闺房之乐有甚于画眉者。"如果一味选择逃避，那么闺房之乐就有可能止于画眉，甚至不及画眉了。

就算胖，也不能放弃性感。

有缺陷，也不能舍弃"性"福。

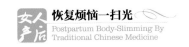
一、妊娠纹

妊娠纹也是众多新妈咪们产后恢复漂亮的一道重要难题。

来我们这里做产后修复的女性或多或少有一些妊娠纹的烦恼。美女辰辰是一位 80 后的新妈妈，来深圳快 8 年了，和大学就在一起的老公拼搏了这么多年终于算是小有成就，在深圳也有了属于自己的事业，虽然不大，但一切是欣欣向荣。

辰辰去年怀孕生了一个可爱的宝宝，按道理说应该是一家人欢天喜地，其乐融融。可辰辰自从生产后，心情一直不佳，细问之后才知道是妊娠纹惹的祸。

辰辰说在怀孕到 6 个月的时候，腰部、腿部、乳房仿佛吹气球一般，一天天变大，皮肤感觉跟要撑破了似的，绷得紧紧的，皮下的血管似乎都能看得见。

朋友和家里的长辈都说，这个是怀孕的正常现象，等到生完宝宝后就会自动恢复。

辰辰听家长和朋友都这样说，也并没在意，安心地孕育宝宝，静待他的降临。

可待生完宝宝之后，辰辰发现身上的这些变化并没有如长辈和朋友们说的那样随着 BB 的出生而消失，虽然颜色变浅、变细了，但似乎变成了身上的一部分，像蛇皮一样的条纹。

看着就让人觉得恶心。

"这样，怎么敢穿短装呀？"辰辰看着镜子里的自己，心里范嘀咕。

辰辰看着自己怀孕前的照片，绸缎般嫩滑的皮肤……

并且更让辰辰觉得不开心的是，老公好像也不如之前那样"迷恋"自己了……

虽然老公从来没有对自己的身体发表过什么言论，但女人天生的直觉告诉她，没有男人喜欢满身爬满疤痕的女人吧。

于是，辰辰找到了我们，听到我们给她详细讲解妊娠纹以及修复的方法，她决定来我们这里试一试。

◀ 改善方法：刮痧+按摩+盒灸+体膜+磁针浮刺法 ▶

刮痧

最佳方案： *面刮*　**最佳体位：** *坐位*　**刮痧介质：** *刮痧板、妊娠纹霜*

放松： *产后妈妈在腹部处涂抹妊娠纹霜，并轻轻揉按*

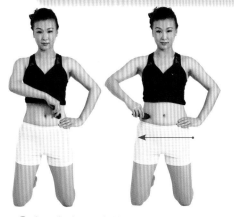 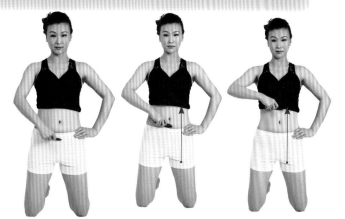

①产后妈妈取跪位。用刮痧板从腹部左边向右边单向刮。

②接着再由腹部底部往上刮至胸部。刮至肌肤微红。

温馨提醒

刮的时候手法的轻重要掌握好，先轻后重，方向是由上至下，力度以自身能承受为限，切不可使用蛮力，还有记得时时保持肌肤的润滑，不然硬硬的刮痧板会刮伤我们娇嫩的肌肤。另外还要温馨提醒产后妈妈，肚子饿的时候和刚吃饱饭的情况下最好不要进行刮痧，以免血糖突然过高或过低会伤害到自己的身体。

按摩

产后妈妈可以以橄榄油为介质，按摩出现妊娠纹的部位

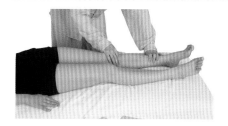 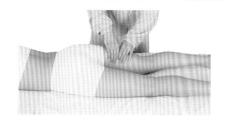

膝盖按摩方式： 以画圆的方式，由内向外按摩。

大腿按摩： 从大腿内侧开始，逐步向上按摩。

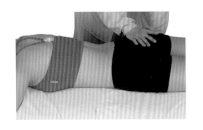 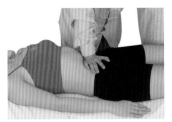 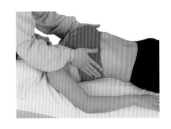

臀部按摩：由下往上沿臀部边缘按摩。

腹部按摩：以肚脐为中心点，由内向外以顺时针方向按摩腹部。

胸部按摩：从胸部中间开始，由下往上沿乳房边缘到颈部按摩（左右边都要按摩）。

盒灸

艾灸器材：六孔艾灸盒、六根艾条　**最佳体位：**仰卧位

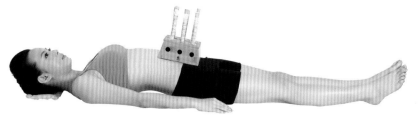

产后妈妈取仰卧位。将艾条点燃后分别插入艾灸盒孔中。将就灸盒全部放于腹部。

温馨提醒

每次盒灸1小时，每天1次。需注意的是艾灸过程中，灸盒会变烫，届时可用毛巾裹着艾灸盒。艾灸结束，艾条的熄灭一定要彻底。

体膜

配方一：炙甘草粉20g、当归粉10g、桃仁粉6g、红花粉6g、白芨粉6g、白芷粉6g、白蔹粉6g、木蝴蝶粉6g、冰片粉6g、全蝎粉4g、鸡血藤粉5g、穿山甲粉5g、川芎粉10g，姜汁适量。

做法：取药粉适量（药量视产后妈妈的妊娠纹面积而定）、姜汁适量（姜汁以能将药粉调成糊状为宜），将药粉与姜汁调匀。

使用：产后妈妈取仰卧位躺下，将药膏均匀涂在妊娠纹上，30～60分钟后洗干净。

功效： 补气生肌，淡斑，消斑。配方中重用白芨、白芷等祛风生肌药，促使瘢痕处松散的细胞再生，紧凑肌肤；炙甘草、当归等益气生血；鸡血藤能养血通脉；穿山甲能破瘀消斑；诸药合用，能够祛瘀生新，令肌肤饱满、光滑、细腻。

配方二： 一颗维生素E、婴儿油几滴

做法： 将维生素E弄破，然后滴上几滴婴儿油一起混合。

使用： 将调好的混合油均匀涂在腹部皮肤上，轻轻按摩揉开。

功效： 润滑肌肤，淡化妊娠纹。

温馨提醒

如果嫌用蛋清麻烦，也可以用维生素E胶囊外敷腹部，方法很简单：晚上洗完澡之后，把一颗维生素E胶囊弄破，将其中的液体均匀地涂抹在腹部等处，如果想涂抹的时候更滑润，亦可先把维生素E胶囊内的液体涂在腹部皮肤上，再滴上几滴婴儿油(市售的BB油)，两者混合起来按摩揉开。

磁针浮刺法

这是鱼美人独特的妊娠纹修复技术，它是古老针灸技法——浮刺的新应用。将磁极针浅刺于皮肤之上，通过磁场对十二皮部的作用，促进气血运行，加快新陈代谢，使弹力纤维再生修复，达到淡化妊娠纹的效果。详情可请鱼美人专业医师操作，此法效果极佳，但不宜自我操作。

艾灸小贴士

什么是妊娠纹？

妊娠纹就是妇女在怀孕中后期出现在皮肤上狭小的、有凹陷的细纹。主要发生在腹部皮肤上，但也有些发生在髋部、大腿、臀部和乳房上。

妊娠纹是怎样产生的？

在怀孕期间，肾上腺分泌了大量的糖皮质激素，增加了皮肤弹力纤维和胶原纤维的脆性，当皮肤弹力纤维和胶原纤维的伸缩度达到一定限度时，就会引起弹力纤维和胶原纤维的断裂，形成妊娠纹。

怀孕时怎样预防妊娠纹？

①控制体重增长总量：孕期体重增长不超过建议值，也就是一般来说要把体重增长控制在11.5~13.5千克之间。②控制体重增长速度：体重的缓慢增长可以降低妊娠纹的发生几率及程度。

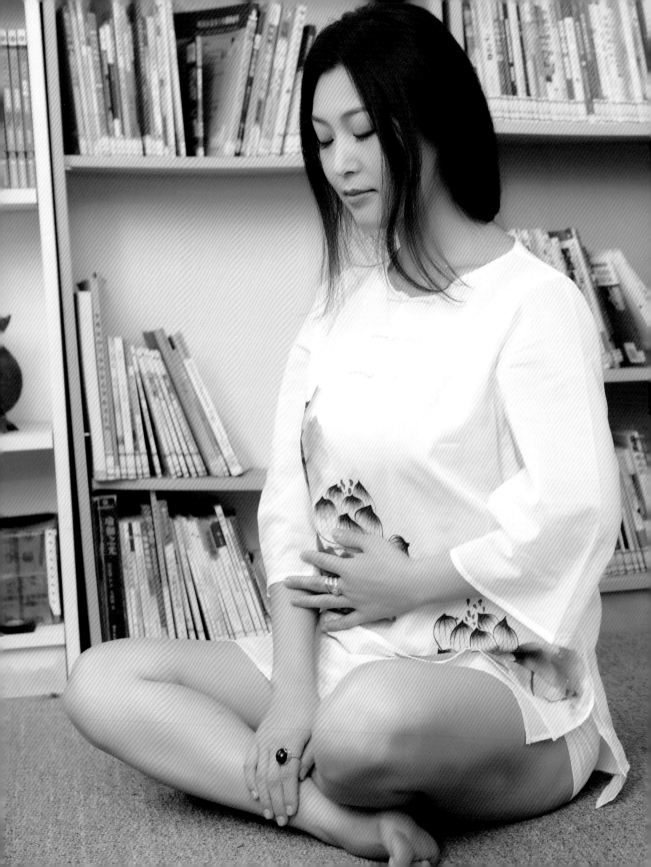

二、宫颈炎

宫颈是保护子宫的"屏障"，是防止病原体侵入宫腔的重要关卡，一旦失守，很容易染上宫颈炎。

前不久一位刚生产完 3 个月的新妈妈来我们这里做减肥，诉说她在生完宝宝不久，发现阴道分泌物明显增多，并伴有尿频、尿急等症状。

她原以为这只是生育之后的正常反应，便没有及时到医院诊治，只是到药店买了一些消炎药。最近却发现夫妻生活后阴道会少量流血，并且有经量增多的情况。去医院检查才知道自己患了宫颈炎。治疗一段时间，症状虽有减轻，但会时不时复发，医生告诉她已经发展为慢性宫颈炎。

慢性宫颈炎多是急性宫颈炎疏于治疗导致的，因此一旦发生急性宫颈炎就应该及早治疗，夫妻间应暂缓"性生活"，并且老公要配合一起治疗，这样才能快速见效。

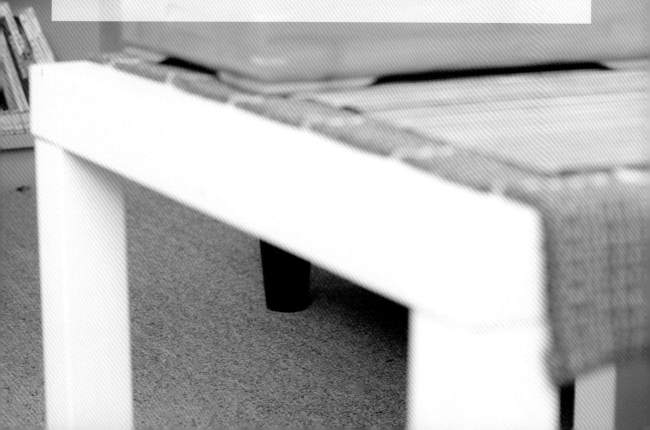

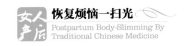
◀ 改善方法：中药包热敷+中药熏蒸+食疗 ▶

中药包热敷

配方： 野菊花20g，苍术20g，苦参20g，艾叶20g，贯众20g，蛇床子20g，百部10g，黄柏10g。

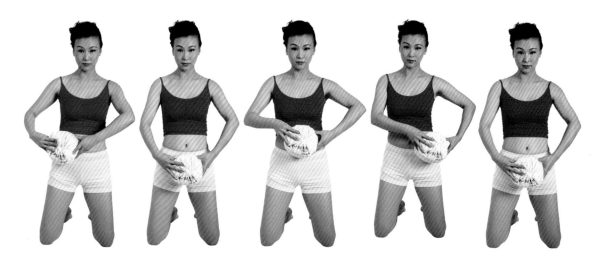

①将中药磨粉，入锅干炒。炒热后，加入250g醋再炒，炒至醋完全吸入药中。②把炒好的药分别放入40cm×30cm的两个棉布袋中。③每次使用前将药袋上笼蒸15分钟，或用微波炉加热15分钟，即成。④用干毛巾包裹药包，使其不烫皮肤。⑤将药包先后放在腹部的上下左右各个部位。当药包慢慢冷却时，逐层拿掉包裹的毛巾。

中药熏蒸

工具： 熏蒸袋，中药方剂　　　**最佳体位：** 坐位

用中药熏蒸来治疗宫颈炎是一个循序渐进的过程，产后妈妈不要过于心急，立竿见影并不现实，润物细无声才最好，这才符合中医天人合一、循序渐进的内涵。

配方： 五灵脂30g，当归30g，桃仁30g，红花30g，川芎20g，丹皮20g，乌药20g，枳壳20g，延胡索10g，白芍10g，白芷10g，赤芍20g。

步骤

①用5000ml的水浸泡药材20分钟。②然后熬药30分钟，自水开后计时。③再把中药材的渣渣沥掉，剩下这个热滚滚的药汤，就是我们要拿来用的好东西了。④产后妈妈先把熏蒸袋展开弄好，然后把熬好的中药汤倒入箱体内设的中药罐。⑤先预热5～10分钟后把衣服脱掉，然后再坐到熏蒸袋里。熏蒸的时间不宜过长，每次最长30分钟。

注意事项

①饥饿、过度疲劳、饮食之后都不宜进行熏蒸。②体质虚弱，有开放性创口和患有感染性等疾病的妈妈也不宜进行熏蒸。③经期不宜熏蒸。④有条件的妈妈不妨试试折叠中药熏蒸床，效果更佳。

食疗

宫颈炎虽然通过药物的治疗可以治好，但这时如果能有日常生活中好的饮食疗法来配合，适当补充营养，多吃一些具有益气温阳、化湿除热的食物，也许效果会更好。

苦瓜

功效： 性寒，味苦。具有清热化湿、明目清心作用。

用途： 适宜于湿热内阻，带下黄稠。

水芹菜

功效： 性寒，味甘。具有清热解毒、除湿、凉血止血作用。

用途： 适用于温热内盛，带下黄稠、疮毒。

海带

功效： 性寒，味咸。具有化湿软坚、清热之功效。

用途： 适用于带下黏滞者。

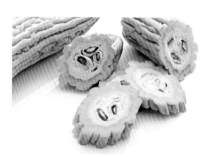

苦瓜

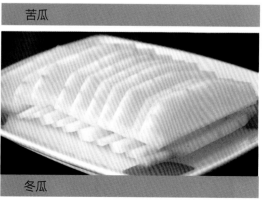

冬瓜

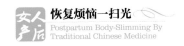
冬瓜

功效：性微寒，味甘。具有健脾、利湿、清热之功。

用途：适用于形体偏胖、带下量多、微黄。

扁豆花

功效：性平，味甘、淡。具有清热化湿、健脾之功。

用途：适用于脾虚温热壅盛所致的白带增多、色黄、味臭秽等。

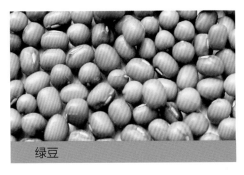
绿豆

绿豆

功效：性寒，味甘。具有清热毒利尿之功。

用途：适宜于湿热壅滞所致的小便不利。

赤小豆

功效：性平，味甘、酸。具有清热解毒、利尿消肿、排痈脓之功。

用途：适用于温热瘀结引起的带下量多、色黄、味臭秽，经量增多，小便黄赤等。

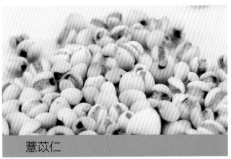
薏苡仁

薏苡仁

功效：性微寒，味甘、淡。具有清热利湿、排脓解毒、健脾之功。

用途：适宜于带下量多、色黄、味臭秽，经量增多，经期延长，小便短赤等。

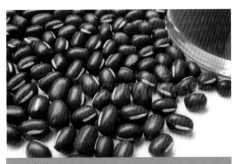
赤小豆

羊肉

功效：性温，味甘。具有补虚益气、湿中暖下之功。

用途：适用于小腹冷痛，遇热痛减，月经后期量少有块，带下清稀、量多，神疲乏力等。

鳗鱼

功效：具有补虚助阳、养血、强筋骨等作用。

用途：适用于肾阳虚弱、气血亏虚、倦怠无力之人。

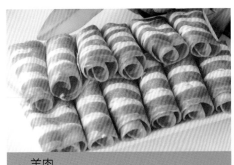
羊肉

三、盆腔炎

每天早晨，我家楼下的小花园里都会有许多人在那里晨练。其中有个老太太姓张，每天都在我上班路过时笑眯眯地跟给我打招呼。

有一天晚上我在家里休息，听见有人敲门。我打开门一看，居然是张婆婆在门口。我赶紧请她进来坐。老太太一进来却接连唉声叹气，面带愁容。原来老太太儿媳妇最近半年经常肚子痛、腰部酸痛，检查后确诊为慢性盆腔炎。医生给她开了药，但起效很慢。张婆婆很着急，于是登门问我有没有什么好的治疗之法。

张婆婆说她儿媳妇最近经常会发低烧，还总是感觉肚子有胀痛感和下坠感，月经也特别多，还带着血块。平时白带多，颜色总是黄黄的，有异味。我问她还有别的症状没有，张婆婆无奈地说，她只知道这些。我只好亲自给她儿媳妇小郑打了个电话了解病情。电话里小郑偷偷告诉我，因为不想太早要孩子，婚后曾做过2次人流，其中一次是药物流产，另一次是人工流产，现在想想有可能是流产引起的。

产后或流产后的感染是盆腔炎发生的重要病因。分娩后产妇体质虚弱，宫颈口因有恶露流出，未及时关闭，过早有性生活，病原体侵入宫腔内，容易引起感染；或宫腔内有胎盘的剥离面也容易引起感染；产后自然流产、药物流产过程中阴道流血时间过长，或有组织物残留于宫腔内，或人工流产手术无菌操作不严格等均可能发生流产后感染。

鉴于张婆婆儿媳是慢性盆腔炎，我考虑用中医方法为她调理。通过病情分析，我判断该病属于阴虚湿热证。采用养阴清热利湿方法进行调理。

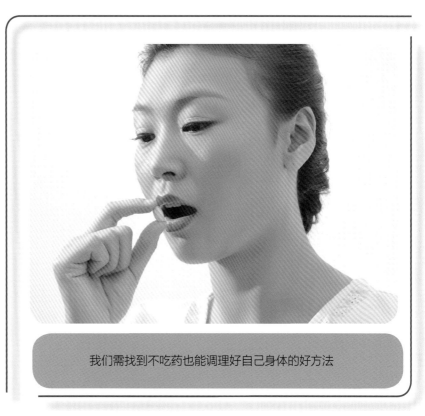

我们需找到不吃药也能调理好自己身体的好方法

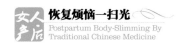

◈ 改善方法：中药熏蒸+艾灸+中药包热敷+食疗 ◈

中药熏蒸

工具： 熏蒸袋，中药方剂

配方： 丹参10g，赤芍15g，透骨草20g，鱼腥草30g，蒲公英10g，益母草25g，当归15g，桃仁10g。

步骤

①用5000ml的水，浸泡药材20分钟。②然后熬药30分钟，自水开后计时。③再把中药材的渣渣沥掉，剩下这个热滚滚的药汤，就是我们要拿来用的好东西了。④产后妈妈先把熏蒸袋展开弄好，然后把熬好的中药汤倒入箱体内设的中药罐。⑤先预热5～10分钟后把衣服脱掉，然后再坐到熏蒸袋里。熏蒸的时间不宜过长，每次最长30分钟。

注意事项

①饥饿、过度疲劳、饮食之后都不宜进行熏蒸。②体质虚弱，有开放性创口和患有感染性等疾病的妈妈也不宜进行熏蒸。③经期不宜熏蒸。

灸疗法：六孔艾灸盒灸

艾灸器材： 六孔艾条盒、六根艾条　**最佳体位：** 仰卧位

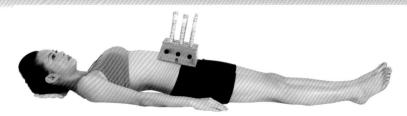

产后妈妈取仰卧位。将艾条点燃后分别插入艾灸盒孔中。将艾灸盒放在腹部上。每次盒灸1小时，每天1次。

注意事项

①需注意的是艾灸过程中，灸盒会变烫，届时可用毛巾裹着艾灸盒。②艾灸结束，艾条的熄灭一定要彻底。

中药包热敷

配方： *五灵脂30g，当归30g，桃仁30g，红花30g，川芎20g，丹皮20g，乌药20g，枳壳20g，延胡索10g，香附10g，赤芍20g。*

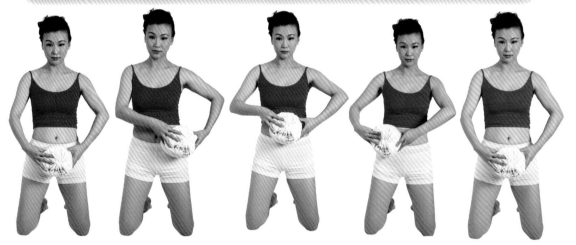

步骤

①将中药磨粉，入锅干炒。②炒热后，加入250g醋再炒，炒至醋完全吸入药中。③把炒好的药分别放入40cm×30cm的两个棉布袋中。④每次使用前将药袋上笼蒸15分钟，或用微波炉加热15分钟，即成。⑤用干毛巾包裹药包，使其不烫皮肤。⑥将药包先后放在腹部的上下左右各个部位。当药包慢慢冷却时，逐层拿掉包裹的毛巾。

注意事项

一般每天热敷40分钟左右。药袋可反复使用10天左右。

食疗

妇科疾病大多缠绵难愈，经常是医药费没少花，医院没少跑，可病却总也不见好，这也是很多人不愿积极治疗的主要原因。虽然妇科疾病折腾人，但我们也可以从日常饮食下手，多吃一些对我们身体有益的食物，对巩固健康、扫除疾病有很好的效果。

绿豆

功效： 性寒，味甘。具有清热解毒、利水消肿之功。

用途： 适用于湿热下注引起的烦热、口渴、小便短赤等。

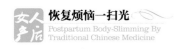

薏苡仁

功效： 性微寒，味甘、淡。具有清热利湿、排脓解毒、健脾之功。

用途： 适宜于带下量多、色黄、味臭秽，经量增多，经期延长。

马齿苋

功效： 性寒，味酸。具有清热解毒、散血消肿之功。

用途： 适用于湿热引起的小腹胀痛、带下增多、味臭秽等。

梨

功效： 性寒，味甘、微辛。具有清热解毒、消肿散结、疏散风热之功。

用途： 适用于热盛伤津者食用。

西瓜

功效： 性寒，味甘。具有清热解暑、生津止渴、利尿、润肠通便之功。

用途： 适宜于高热烦渴、热盛津伤、小便不利等。

羊肉

功效： 性温，味甘。具有补虚益气、湿中暖下之功。

用途： 适用于小腹冷痛，遇热痛减，月经后期量少有块，带下清稀、量多，神疲乏力等。

鸭肉

功效： 性平，味甘、咸。具有清热滋阴、利水消肿之功。

用途： 适用于热病烦渴、口干舌燥。

四、阴道修复

宝宝的降临给家庭带来了巨大的喜悦。但在喜悦的同时，顺产的妈妈也常常为产后身材的恢复问题而感到担心。尤其是顺产的宝宝对出生时的"必经之路"——阴道的"破坏"，更是让很多新妈妈手足无措。

孕妈妈生产的时候，胎儿从阴道滑出，阴道会遭到一定的破坏，容易导致阴道松弛。当阴道的自然防御功能受到破坏时，病原体易于侵入，从而又会引发阴道炎。产后阴道炎和阴道松弛等症会给产后妈妈将来的健康带来极大的威胁。

为了消除身体隐患，不让美满的生活蒙上难言的阴影，妈妈们在疾病来袭时可通过各种中医外治法将它降服。

改善方法：中药熏蒸＋艾灸＋特效运动＋食疗

艾灸

阴道，位居肝经循行之处，故病属肝经，阴道松弛，又属气虚，所以取穴以肝经为主，方法以益气固摄为原则。中极、曲骨、会阴是从局部益气收摄，促进阴道皱襞弹性纤维修复，太冲是疏肝理气，益气敛气。

选穴： 太冲、中极、曲骨、会阴

取穴精要

太冲：在足背侧，当第一跖骨间隙的后方凹陷处。

中极：位于下腹部，前正中线上，当脐中下4寸。

曲骨：肚脐下5寸，耻骨联合上缘中点处。

会阴：大阴唇后联合与肛门连线的中点。

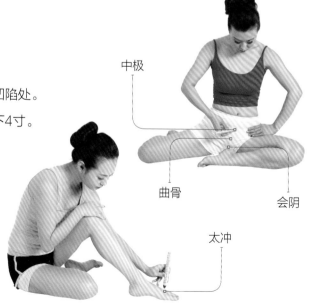

中极
曲骨
会阴
太冲

步骤

产后妈妈取坐位。将艾条的一端点燃，正对太冲穴，与穴位局部皮肤成90°，距皮肤2~3cm。每次10~20分钟。

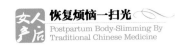

注意事项

①艾灸时，热度以能耐受的最大热感为佳。②对于体虚、局部知觉迟钝的妈妈，操作时可将中、食两指分开，置于施灸部位的两侧，这样可以通过手指的感觉来测知穴位局部的受热程度，以便随时调节施灸的距离和防止烫伤。

中药熏蒸

工具： 熏蒸袋、中药方剂

配方： 准备粗盐100g、黄芪50g、当归身30g、吴茱萸20g、炙甘草20g。

产后妈妈阴道松弛，一是由于分娩时撕裂受伤；二是由于性激素的松弛作用。后者在月子期慢慢消失，但前者的作用却呈不可逆性。用熏蒸的方法主要在于益气养血，促进伤口恢复，虽说不能恢复如初，但是效果还是值得借鉴的。

步骤

①用5000ml的水浸泡药材20分钟。②然后熬药30分钟，自水开后计时。③再把中药材的渣渣沥掉，剩下这个热滚滚的药汤，就是我们要拿来用的好东西了。④产后妈妈先把熏蒸袋展开弄好，然后把熬好的中药汤倒入箱体内设的中药罐。⑤先预热5～10分钟后把衣服脱掉，然后再坐到熏蒸袋里。熏蒸的时间不宜过长，每次最长30分钟。

注意事项

①艾灸时，热度以能耐受的最大热感为佳。②对于体虚、局部知觉迟钝的妈妈，操作时可将中、食两指分开，置于施灸部位的两侧，这样可以通过手指的感觉来测知穴位局部的受热程度，以便随时调节施灸的距离和防止烫伤。

特效运动

分娩是致使产后妈妈阴道松弛的罪魁祸首，而之所以会产生阴道松弛的现象，主要是由于产后耻骨尾骨肌功能下降了，因此，防治产后阴道松弛，最好的方法就是锻炼耻骨尾骨肌。产后妈妈们可以常做提肛练习，这样随时随地都能锻炼到身体。

步骤

吸气时用力使肛门收缩，呼气时再放松，如此反复。

注意事项

①20～30次为一组，一次做5～6组，每天锻炼2～3次。②锻炼时可采用慢速收缩、快速收缩或两种方式交叉进行的方式。

食疗

产后妈妈是阴道炎的高发人群之一，顺产的产后妈妈患病率最高。那么妈妈们平时应该如何调理才能尽快恢复健康的体魄呢？蔬菜水果自然少不了，多吃豆类也不错，如果能坚持喝酸奶就更好了，因为酸奶不仅能美容养颜，还能杀菌消炎，对阴道炎的治疗大有好处。

苦瓜

功效： 性寒，味甘、苦。具有清热解毒、利湿之功。

用途： 适宜于高热、口干、烦躁、小便赤黄、大便秘结等。

马齿苋

功效： 性寒，味甘、酸。具有清热解毒、利尿消肿、排痈脓之功。

用途： 用于湿热引起的腹胀痛，或疼痛拒按、带下增多、味臭秽等。

冬瓜

功效： 性微寒，味甘、淡。具有利湿道遥肿，解毒生津之功。

用途： 适宜于湿热下注引起的小腹胀痛拒按，白带多、色黄、质稠、味臭秽，经量增多等。

扁豆花

功效： 性平，味甘、淡。具有清热化湿、健脾之功。

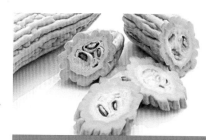
苦瓜

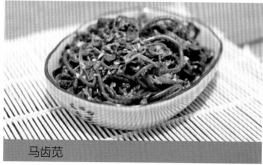
马齿苋

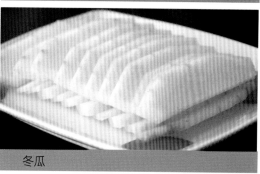
冬瓜

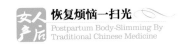
用途： 用于手虚温热壅盛，白带增多、色黄、味臭秽等。

薏苡仁

功效： 性微寒，味甘、淡。具有清热利湿、排脓解毒、健脾之功。

用途： 适用于带下量多、色黄、味臭秽，经量增多，经期延长，淋漓不止。

赤小豆

功效： 性平，味甘。具有清热解毒、利水消肿之功。

用途： 用于湿热瘀结引起的带下量多、色黄、味臭秽，经量增多，小便黄赤等。

其他

多食含有丰富的活性嗜酸乳杆菌的酸奶，如双歧杆菌的酸奶、大豆低聚糖等，具有促使体内有益菌繁殖与生长、抑制有害菌生存的作用。

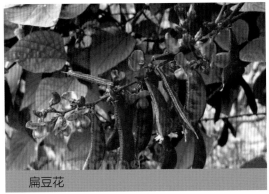

扁豆花

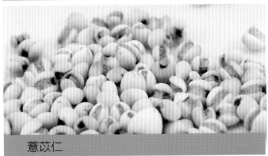

薏苡仁

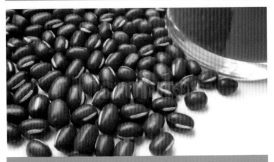

赤小豆

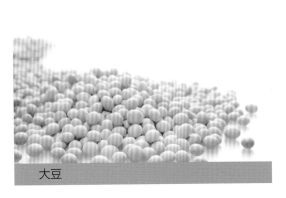

大豆

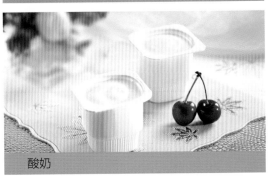

酸奶

五、性冷淡

小璇是我好朋友的孩子，从小学习成绩在班里数一数二，高考时一路披荆斩棘考上国内著名大学。大学毕业之后又很幸运地考入某国家单位工作。她的人生之路可谓十分平坦，再加上长相清秀、性格温柔，在单位里成了未婚小伙们争相追逐的对象。

在家人和朋友的撮合下，小璇半年前和本单位一位年轻帅气的小伙子喜结连理。蜜月里

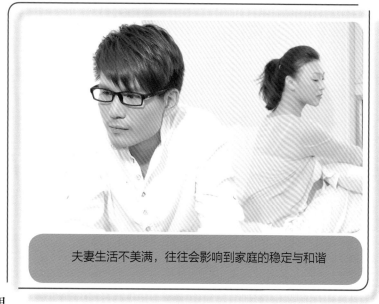

夫妻生活不美满，往往会影响到家庭的稳定与和谐

俩人一直甜甜蜜蜜，好几次碰到他们，都是一副恩爱的样子。

最近刚听说小璇两个月前生了一个女儿，我因为一直忙，都没时间去看望一下她。后来工作的事情告一段落了，我就买了些礼品到她家去，却见她一副憔悴不堪的样子。

问她，只说是照顾孩子太累了，说生完小孩从医院出来后，她每天的工作除了照顾小孩还是照顾小孩，睡得比谁都晚，起得比谁都早，干得比谁都多，有时累到站着都能睡着的地步。而且小家伙很不安分呀，常常大半夜不睡，又哭又闹的，弄得她实在分身乏术了。

可即使这样，她说还是两边都不讨好。我问她为什么，她说她每天照顾小孩那么累，她丈夫都很少帮她分担一些家务。每次半夜小家伙哭闹的时候，他总是把她推醒了，然后自己继续倒头大睡。

每次她都觉得气不打一处来，孩子又不是她一个人的，凭什么所有最苦最累的活都得由自己干，他自己却坐享其成？可是吵了半天也没用，最后还是得自己去。

后来每次她丈夫向她提出跟她同房的要求，她总是推托说自己很累，没兴趣。刚开始丈夫觉得她应该是在赌气，可是久而久之，心里难免有些不高兴了，还指责她不解风情，说她有意冷落他。

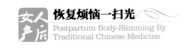
● 产后性冷淡由三方面因素造成

生理上： 在孕期为了胎儿的安全，母亲雌激素水平处于较低的状态，以免孕期因性兴奋而引起性高潮，产生子宫收缩而危害胎儿生命安全。产后的妇女雌激素水平需要逐渐恢复，尤其哺乳的妇女，卵巢功能受抑制，不能排卵，没有形成内分泌周期，对性功能也有一定影响。

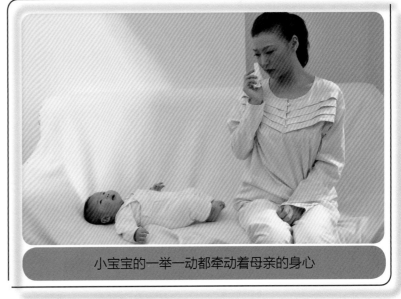

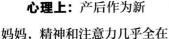
小宝宝的一举一动都牵动着母亲的身心

心理上： 产后作为新妈妈，精神和注意力几乎全在宝宝身上，可以说达到忘我的境地。往往忽略了丈夫的需求，在表现上会出现没兴趣，没要求。一个新的家庭成员，时时牵动着母亲的心，孩子的一举一动，一声啼哭都使母亲措手不及，因此白天黑夜由于看护婴儿的劳累，当丈夫有要求时也会以种种借口进行推辞，表现出性冷漠。

分娩疼痛的记忆： 分娩经过，无论是顺产还是剖宫产都是刻骨铭心的。孕末期阴道经过孕期激素的作用充血、松软、皱襞展平；自然分娩可能会有撕裂伤和侧切伤口；在几个甚至十几个小时的阵痛和一朝分娩的经历后，阴道很脆嫩，需要慢慢恢复。月子期间，我们在 42 天产后检查时会看到大多数产后妈妈的阴道仍然充血、稚嫩、敏感。往往使产妇对性生活望而却步。这时的新妈妈要注意休息，调整好自己的心态。孩子会自然成长，俗话说："有苗不愁长"，因此不要把所有的心思全集中在孩子身上，只要给孩子适当的关注就足够了。孩子是母亲的心肝宝贝，丈夫更是自己的贴心人，而且还是一个跟自己白头到老、共度一生的人。所以妈妈们要把一部分精力放在丈夫身上，放在家庭建设和婚姻的磨合上，正确处理家庭的各种矛盾，正确处理家庭的各种关系，主动地去关心自己的丈夫，满足丈夫的需求，才能使家庭幸福，婚姻和谐。

◀ 改善方法：按摩+艾灸+食疗 ▶

按摩：局部揉捏法

按摩手法： 揉法　　　　**按摩介质：** 按摩油、润肤露　　　　**最佳体位：** 仰卧位

放松： 施术者将按摩油或润肤露均匀涂抹在产后妈妈的腹部，并轻轻按摩。

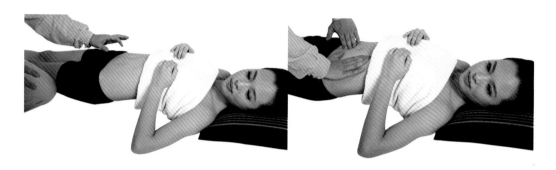

①产后妈妈取仰卧位。暴露出腹部。施术者用两掌均匀有力地揉捏腹部肌肉。

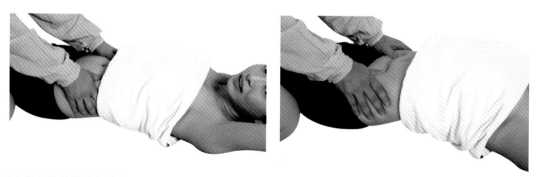

②会阴部位的按摩得由产后妈妈自己来了，方法同上，产后妈妈用两手均匀有力地揉捏该穴位周围的肌肉，直至肌肤感觉微热即可。

温馨提醒

①性冷淡，中医属于肾阳不足范畴，肾主生殖，肾阳不足，则无力无欲生殖，所以治疗时以益肾温阳利水为主。②注意揉与按的力度，动作要协调、连贯、自然，一气呵成。

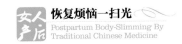
按摩：乳房按摩

按摩手法：掌擦法　**最佳体位：**坐位、站位　　**按摩介质：**市售丰胸液、丰胸乳

放松：产后妈妈把按摩霜、丰胸乳均匀柔和地涂抹在整个乳房上，并轻轻按摩。

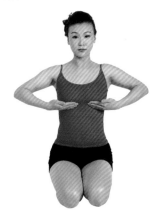
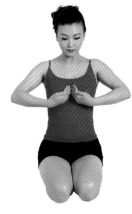
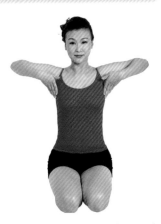

①产后妈妈取坐位。将两掌紧贴胸部外侧，用掌面由乳房的外侧均匀柔和地往下摩擦至乳房根部，再由乳根沿着乳沟往上摩擦。

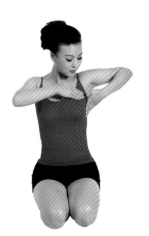
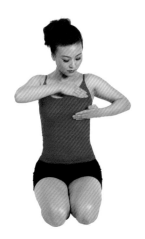
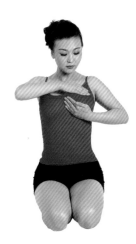

②接着将右手紧贴锁骨下方的胸部肌肉，左手则放至乳房外侧。用右掌根自胸大肌正中部着力，横向推按左侧乳房至腋下，同时，左手沿着乳房外缘向内侧用力。两手同时用力进行摩擦。

注意事项

注意摩与移协调、连贯，流畅自然，一气呵成。

艾疗法

取穴汇总： 关元、命门、肾俞

取穴精要

关元：在腹部，前正中线上，脐下3寸处。艾灸此穴能补肾补气，元气充足则脾胃运化能量充足。

命门：在腰部，后正中线上第二腰椎棘突（隆起的骨）下凹陷处。艾灸此穴能调理脾胃运化能力，提升体内阳气。

肾俞：在背部，第二腰椎棘突下，两侧旁开1.5寸处。艾灸此穴能补益元气，益肾强精，肾气充足则能增强性功能。

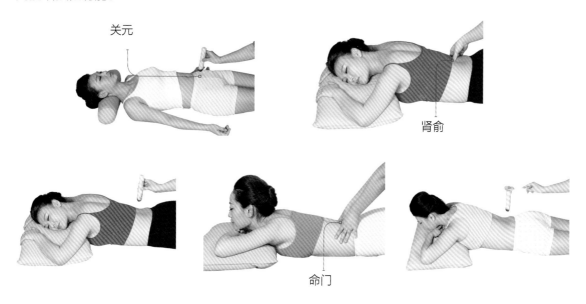

①仰卧位，拇指按摩关元穴3分钟。之后以艾条灸关元穴10分钟。②俯卧位，拇指按摩命门穴、肾俞穴各5分钟，之后以艾条灸此二穴各10分钟。

注意事项

①按摩穴位的同时用酒精灯点燃艾条。②注意观察受灸者的温度反应，适时调整。③注意随时清理艾条上的艾灰，以免掉落烫伤受灸者。④手法上采用定点温灸、回旋灸、雀啄灸配合运用。⑤每穴以皮肤红润为度。

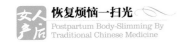

食疗

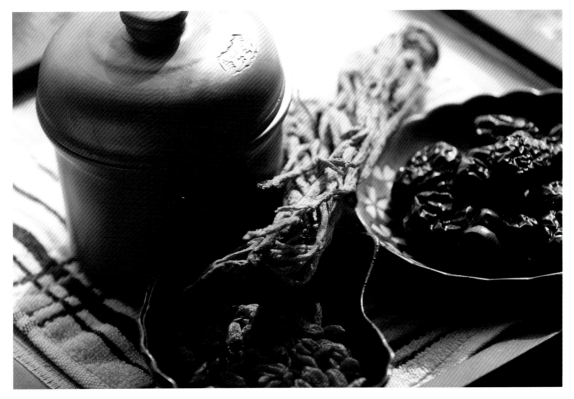

　　性冷淡也是一种病，很多女性羞于说出口，出于对世俗的那点偏见，大多不愿意去看医生，结果衰老得很快，本来才三十出头的，看上去就像四十多了，任谁心里都不会乐意吧？其实性冷淡并不可怕，合理膳食就能治愈，下面介绍 10 种能改善性功能，提高性欲的食物。

　　猪肾：猪肾又名猪腰子。含锌、铁、铜、磷、B 族维生素、维生素 C、蛋白质、脂肪等，是含锌量较高的食品。中医认为，猪肾味咸，有养阴补肾之功效。适宜于肾虚热性欲较差的女性食用。

　　子母鸡：为未生蛋的小母鸡，含有丰富的蛋白质、维生素 E、B 族维生素、钙、磷、铁等，有滋阴润燥、补精填髓之功。性欲较弱的女子最宜服用。

　　乌骨鸡：又名乌鸡。含有维生素 B_1、维生素 E、泛酸、蛋白质、脂肪等。《本草纲目》说它能"补虚劳，治消渴"益产后妈妈，治妇人崩中带下、一切虚损等症。女性常食能滋阴补肾阳，提高性欲望。

甲鱼：含有胶质蛋白、脂肪、碘、维生素 A、维生素 B_1、维生素 D、烟酸、蛋白质、铁、钙、磷等营养素。有滋阴补肾，益气补虚的功效。女性常食可大补阴之不足，并可提高免疫机能，激发青春活力。

鸽肉：含有丰富的蛋白质、铁、磷、钾等，《本草纲目》中说"鸽性淫易合，故名。凡鸟皆雄乘雌此特雌乘雄，故其性最淫"。女性常食鸽肉可提高性欲。

鸽蛋：含优质蛋白质、磷脂、铁、钙、维生素 A、维生素 B_1、维生素 B_2、维生素 D 等营养成分。中医认为，鸽蛋味甘，性平，具有补肝肾、益精气、丰肌肤及提高性功能之用。性欲旺盛者及孕妇不宜食。

旱鸭：又名洋鸭、麝香鸭。含丰富的蛋白质、维生素和氨基酸。可治疗因肾阳虚所引起的性冷淡。《本草纲目》指出："其性淫，雌雄相交，且必四五次，故房求用之，助阳道，健腰膝，补命门，暖水脏。"

雪虾蟆：形似虾蟆，遍身有金线纹。其性大热，有补命门、益丹田之功，可提高女性性功能。

黑大豆：又名黑豆、乌豆。含有丰富的蛋白质、异黄酮类物质及胡萝卜素、烟酸、维生素 B_1 等。其异黄酮物质具有雌激素样作用。现代医学证明，黑豆有提高女性性欲及美化皮肤的功能。

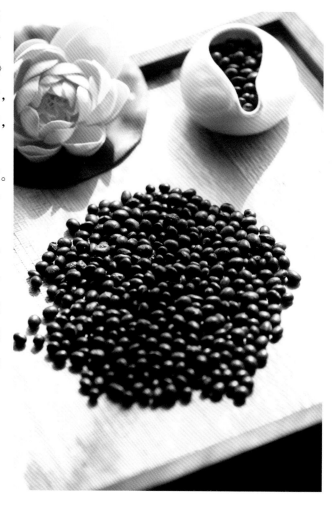

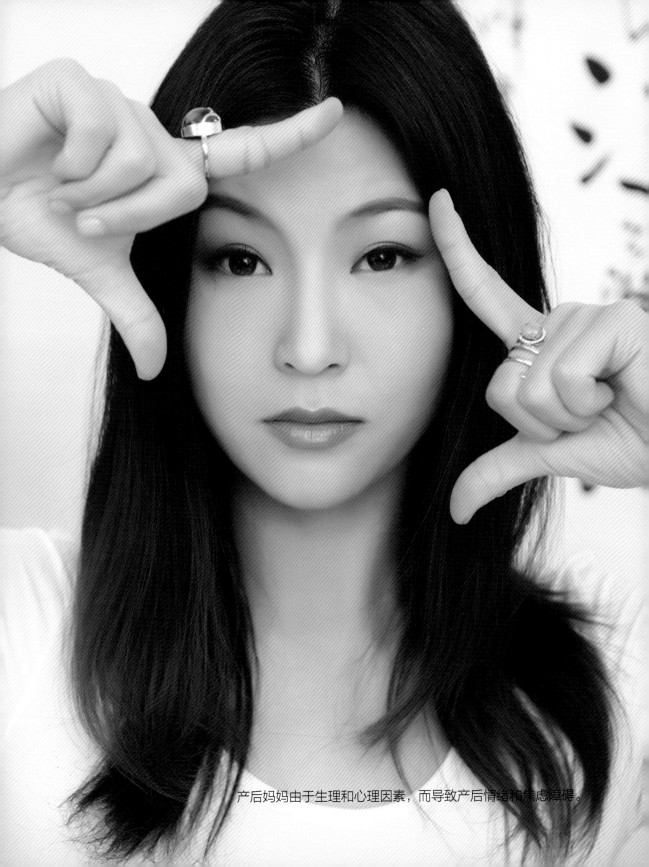

产后妈妈由于生理和心理因素，而导致产后情绪和焦虑障碍。

六、产后抑郁（焦虑、易怒、神经衰弱）

辛苦的十月怀胎，兴奋地迎接宝宝到来，可在这之后，有些妈妈的问题就来了。在孩子出生后，原本开朗的她们莫名其妙地变得越来越沉默、忧郁，有的甚至脾气变得很坏。"产后抑郁症"这个词，我们经常听说，可它到底有多严重？

曾经看过一位患过抑郁症的妈妈的产后日记，或许很多人都有与之相同的情况：

6月，天已经开始热了，在我的坚持下，终于顺产了一个白白胖胖的女儿，还没有从当妈妈的兴奋中回过神来，可怕的"产后抑郁"就迅速缠上了我。我的抑郁表现在，对孩子过分担心，对老公无故怀疑上，总之那个时候，我像极了一个疯婆子。

在医院的时候，我的脑子里每天都在想，会不会有人趁我睡觉的时候，突然把我的宝贝女儿抱走？会不会在洗澡的时候，我的女儿被护士抱错。

脑子里被各种问号充斥着，无法得以好好休息，恨不得每天都把女儿抱在怀里才踏实。住院的那几天晚上我几乎都睡不上几个小时。尽管婆婆和我妈妈一直在身边陪着我，但我还是觉得没有任何安全感。

每天看着那个褓褓中的软软的小婴儿，我心里充满了各种各样的担心。我一遍遍地问自己，这么小个孩子到底能养大吗？我到底有没有能力养大我的女儿？每天早晨护士来推宝贝去洗澡的时候，我心里就像被挖空了一般，恨不得紧跟其后，一步不离地看着她们为女儿洗澡。

因为医院是不会允许这样的，所以我常常会告诉妈妈，去护理婴儿室外等着。其实，女儿洗澡仅仅是短短的几十分钟而已，可对于我而言，漫长到让我无心坐着傻等。常常让我魂不守舍，每次只有看到宝贝被推进来，我心里才稍有踏实。

萌宝出生一个礼拜左右，肚脐开始脱落，那时候我每天都担心，肚脐会安全脱落吗？会不会有感染啊？对于女儿身上的每一个地方，我都不敢用力去碰。生怕会不小心就碰坏一样。新生儿吐奶打嗝本来就是再也正常不过的事情，而且之前也经常在育儿杂志上看过这样的常识，可真的面对的时候，我竟手足无措。女儿每一次吐奶都会把我惊吓个半死，每天喂奶的时候，我都小心翼翼。女儿稍微有点呛奶，我都吓得魂不附体的样子。甚至好多次，因为萌宝吐奶，我都哇哇大哭。一遍遍地打着求救电话，问熟悉的人见没见过孩子呛奶？以至于最后，每天一到萌宝吃奶的时间，我心里都会出现莫名的恐慌。

那段时间，我每天都处于精神极度紧张中，心情也莫名地悲伤着。对于家里人说的话、做的事，稍微有一点不合我心，我就会以泪洗面。即便全家人都让着我，顺着我，但我还是忍不住会趁着孩子睡觉的时候，跑到小屋或是卫生间，痛哭一场。没有原因，没有理由，就是情绪失落得要命。老公稍微回来晚一点，我就担心他是不是在外面有了别的女人……

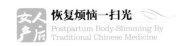
那时候，因为坐月子，妈妈不允许我上网，我就在本子上写日记，每天写每天哭，以至于我现在翻开那些日记本，好多纸上都留着已经干了的泪痕。

……

有资料显示，平均每 10 位甚至更少的产后妈妈中，就会有一位产后妈妈有产后情绪和焦虑障碍。有人说在当今社会，产后抑郁是分娩后的最大并发症，这一点也不夸张。

产后抑郁症也叫产后忧郁症，是妈妈们在生产孩子之后由于生理和心理因素造成的抑郁症。症状有紧张、疑虑、内疚、恐惧等，极少数严重的会有绝望、离家出走、伤害孩子或自杀的想法和行动。

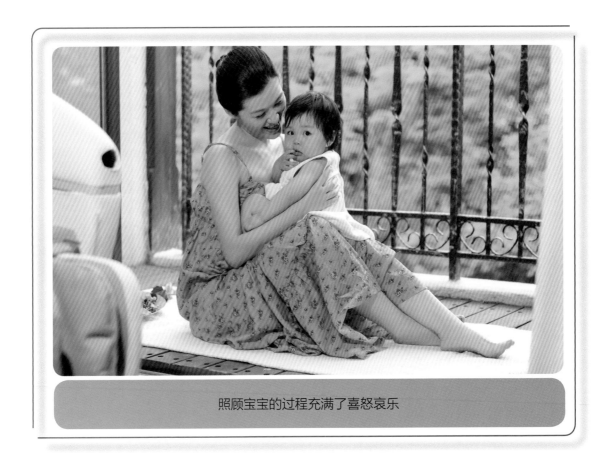

照顾宝宝的过程充满了喜怒哀乐

◈ 按摩+艾灸+特效运动 ◈

按摩

选穴：膻中、行间、肝俞

取穴精要

膻中：两乳头连接线与人体中线交接处。

行间：位于人体的足背侧，大拇趾、次趾合缝后方赤白肉分界处凹陷中，稍微靠大拇趾边缘。

肝俞：背部两肩胛骨连线的中点是第七胸椎棘突下的至阳穴，往下数两个突起下旁开两横指处即是肝俞穴。

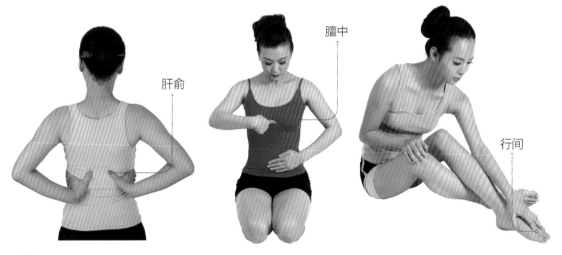

步骤

产后妈妈取站位或坐位。分别按压膻中、行间、肝俞等穴。每个穴位点按2~3分钟。

艾灸

选穴：神阙、厥阴俞、膏肓、关元

取穴精要

神阙：在腹中部，脐中央。为任脉之要穴，具有温阳益气、补肾健脾的功效。

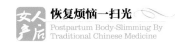
厥阴俞：在背部，当第四胸椎棘突下，旁开1.5寸。心包的背俞穴，温补肝阳，使阳气得升，湿气得化。

膏肓：位于人体的背部，当第四胸椎棘突下，左右四指宽处（或左右旁开3寸），肩胛骨内侧。温阳要穴。

关元：在下腹部，前正中线上，当脐中下3寸。提升体内阳气。

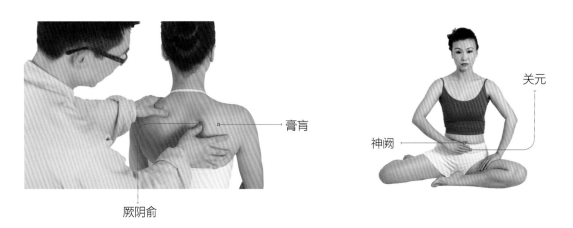

膏肓

厥阴俞

关元

神阙

步骤

①产后妈妈先取仰卧位，施灸者可将乌梅饼置于神阙、关元穴上，再将艾炷置于乌梅饼上，点燃艾炷，使燃端与乌梅饼成90°，直接灸。②艾灸膏肓及厥阴俞穴时，产后妈妈取俯卧位。施灸者将乌梅饼置于厥阴俞、膏肓俞穴上，点燃艾炷，使燃端与乌梅饼成90°，直接灸。以局部潮红为度，一般每次灸5～10壮，每天1次，10天为一灸程。

注意事项

①艾炷燃至将近，但未至底部时，及时更换艾炷。②若需减轻疼痛，可在该穴周围轻轻拍打，以减轻疼痛。③若灸处皮肤呈黄褐色，可涂一点冰片油以防起泡。④艾炷的熄灭一定要彻底。

艾灸小贴士

乌梅，性味酸，平。归肝、脾、肺、大肠经。用乌梅做成药饼在穴位上灸，能上敛肺气，下涩大肠，入胃又能生津，对心情的平复有不错的效果。

其灸法跟前面提到过的吴茱萸饼灸大致相同，只是药材成分不同罢了。

运动：瑜伽摇摆式

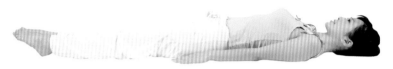

①仰卧，双腿双脚并拢，脚尖绷直，双手放于身体两侧。

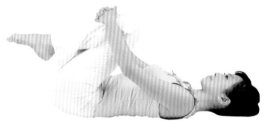

②弯曲双膝，双手在膝下方十指交叉抱住双腿，将两大腿收近胸部。

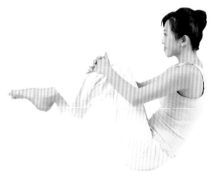

③吸气，向前，双脚不要触地，脚尖用力让你的身体以惯性向前摇摆，双脚不要触地。

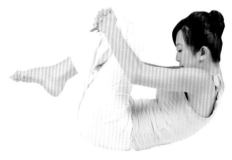

④呼气，身体向后以惯性摇摆，后脑勺不要触地，逐渐放松，回复初始姿势。

注意事项

在整个练习过程中，头部、脚部不要触地，挺直腰背是关键；将踝关节尽量拉近臀部，深深呼吸，尽情享受这个体式带给你的轻松愉悦。

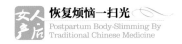
运动：瑜伽战士二式

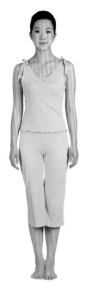

①双腿双脚并拢站立，双手垂于体侧，腰背挺直。

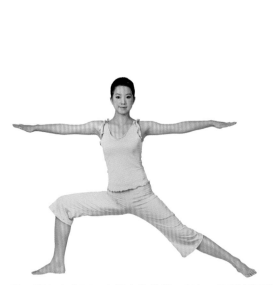

②双脚左右分开，右脚向外旋转。吸气，双臂侧平举，呼气，屈膝盖，深蹲弓步，右小腿垂直于地面。

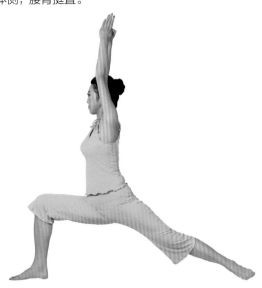

③吸气，双臂高举过头顶双手合十，拇指相扣，呼气，向右侧转体。深蹲弓步，保持右小腿与地面垂直。身体还原。

七、外阴干燥

女人一生要跟无数种病痛打交道，最让她们烦恼迷惑也最难以启齿的病痛，还是来自于私处。许多女性得了这方面的病觉得十分丢人，去医院看病，去药店买药都偷偷摸摸的，害怕被熟人撞见，怕遭到别人异样的眼光。

生完宝宝之后的林女士发现自己的身体出了点"不方便透露"的小毛病：

小便时总是很疼痛，还尿不干净，并且外阴总是很干燥，而且很疼。

不得已她来到鱼美人找医生帮忙。

其实她的这种症状对女性来说，很平常，也很多见。怀孕以后，胎儿的胎盘也能够分泌大量的雌激素。血液中的雌激素浓度过高时，就会对丘脑下部及垂体的功能产生抑制，以致垂体分泌的促性腺激素减少、受其支配的卵巢分泌功能也相应降低，特别是由于雌激素的不足，使阴道上皮细胞萎缩，黏膜变薄，宫颈黏液减少，妇女就会感到外阴干燥，有时甚至皮肤瘙痒，发生破裂。

还有一部分人是因为在生产之后恢复得不好，导致卵巢功能的衰退，使得其分泌的雌激素减少，导致阴道开始萎缩，阴道壁变薄，褶皱减少，弹性降低所致。这就像一棵缺水的树，没有水分来源，树叶就慢慢枯黄了。

一般外阴干燥的女性，几乎没有什么白带，甚至影响性生活，有时还伴有外阴疼痛。

《 艾灸+中药坐浴+食疗 》

选穴汇总： 关元、中极、水道、归来

取穴精要

关元：在腹部，前正中线上，脐下3寸处。关元穴为强壮大穴，艾灸此穴能补益一身气血。

中极：在腹部，前正中线上，脐下4寸处。艾灸此穴能益肾兴阳，阳气充足则能化湿驱邪。

水道：在下腹部，当脐中下3寸，距前正中线2寸处。艾灸此穴能利水、通淋、消肿，调经止痛。

归来：位于下腹部，当脐中下4寸，距前正中线2寸处。艾灸此穴对治疗男女生殖器相关病症有非常好的效果。

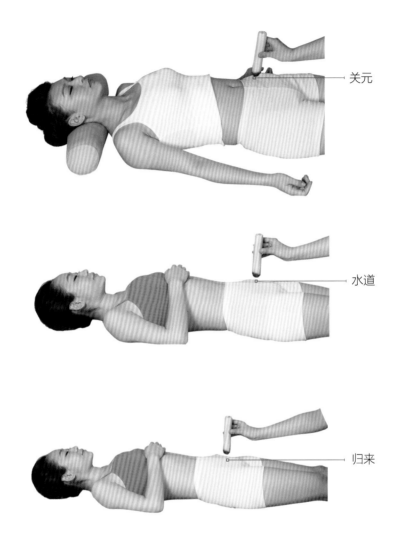

关元

水道

归来

步骤

患者仰卧位，拇指按摩关元、中极、水道、归来，每穴5分钟。之后以艾条依次温灸关元、中极、水道、归来，每穴各10分钟。

操作要领

①按摩穴位的同时用酒精灯点燃艾条。②注意观察受灸者的温度反应，适时调整。③注意随时清理艾条上的艾灰，以免掉落烫伤受灸者。④手法上采用定点温灸、回旋灸、雀啄灸配合运用。⑤每穴以皮肤红润为度。⑥亦可采用灸座灸。

中药坐浴

坐浴法就是用药物煮成浓汤，倒入盆中，然后坐在盆中沐浴的办法，这可使药液直接浸入肛门或阴道，使药液能较长时间作用在病变部位，同时借助热力的作用，促使皮肤黏膜吸收药物成分，使其在体内发挥相应的疗效，对治疗性冷淡有很好的疗效。

产后妈妈将多味中药熬制成浓浓的药汤，坐在盆中，放松心情，尽情享受珍贵药材的浸润，让烦恼随着袅袅升起的水汽一起消失。

配方：丹参、红藤、败酱草、蒲公英各20g，黄柏、黄连、虎杖各15g，红花、莪术各12g，广木香10g。（加减：少腹痛明显者，加乳香、没药各10g；食少、白带多者，去黄连，加鸡内金、川楝子各15g。）

步骤

①用5000ml的水浸泡药材20分钟。②然后熬药30分钟，自水开后计时。③再把中药材的渣渣沥掉，剩下这个热滚滚的药汤，就是我们要拿来泡澡的好东西了。④将浴缸放在避风的密室，再将珍贵的药汤倒进浴缸后，妈妈们要趁热坐浴，一直到药液冷却后起身。每日1~2次。

注意事项

①药汤温度要适宜，不能过热，以免烫伤皮肤、黏膜。②产后体质较虚的妈妈，注意掌握入浴的时间及浴水的温度。如果在泡药浴的过程中流汗较多，则出浴以后喝杯水，然后上床避风，盖好被子后就静静躺着。③不宜空腹，也不宜餐后即浴。④忌同时应用肥皂或其他浴液、浴波、浴露，以免影响药效。⑤浸泡场地应注意通风良好，但不可受寒。⑥皮肤有较大面积创口时应慎用。

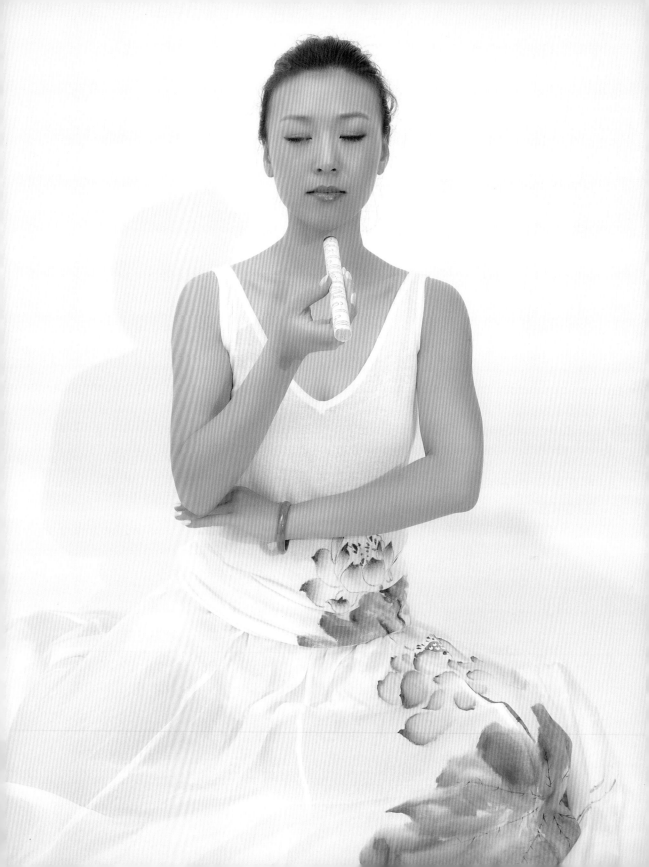

第五章

产后"面子"烦恼一扫光

chan hou "mian zi" fan nao yi sao guang

产后妈妈由于新产体虚、多瘀多滞，

加之身体代谢缓慢，

肌肤循环、净化功能减弱，

往往会出现肤色发黄、晦暗无光等症状。

"面子"受损，

除了直接影响产后妈妈们的形象之外，

往往还容易引发情绪上的波动，

影响到自己的生活及工作。

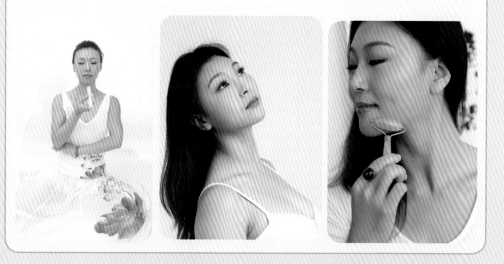

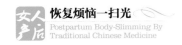
一、去水肿

　　水肿未必是一项严重的疾病，但也不要小看，因为大部分的水肿是由肾脏或心脏疾病所引致的。

　　不少产后妈妈血液循环代谢能力差，或者在睡前大量喝水、久坐不动、熬夜等不良习惯导致次日水肿。血液循环系统效果变差，来不及将体内多余的废水排出去，水分滞留在微血管内，甚至回渗到皮肤中，这就是产生膨胀水肿的原因。

　　为了少受点煎熬，我们觉得产后妈妈可以抽空做做按摩和刮刮痧，打通身体闭塞的经络，将身体里多余的水分排出。

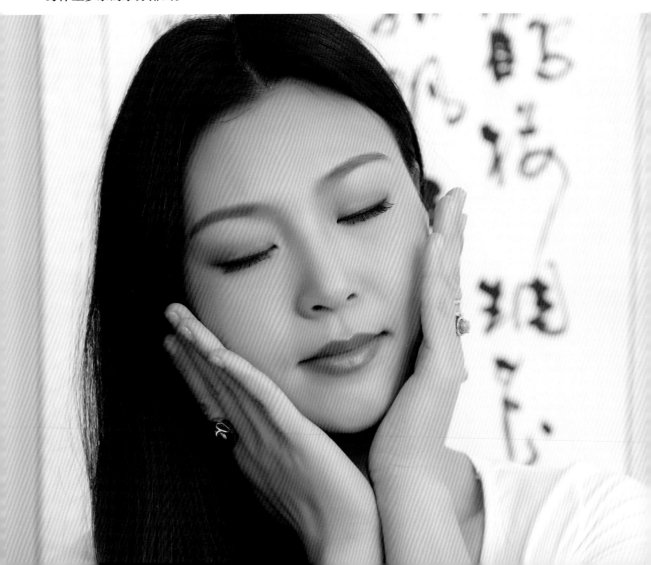

养颜妙招一：点按法

最佳体位： 坐位　　　　**按摩介质：** 润肤露、橄榄油

放松： 产后妈妈先把润肤露、橄榄油等均匀涂在面部，并轻轻拍打直至吸收。

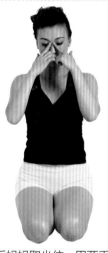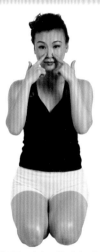

①产后妈妈取坐位。用两手的食指从鼻翼两侧沿着鼻梁往上画圈。

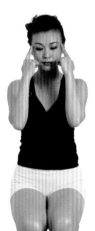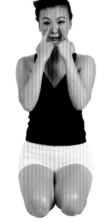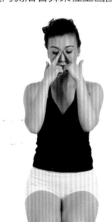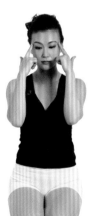

②接着从眼睛的上眼皮由内往外轻轻画圈。　　　　③最后从眼睛的下眼眶由内往外轻轻画圈。

注意事项

指甲不宜过长，点按时力道要轻柔一些，动作要连贯、自然，这样才能对穴位进行温和又有效的刺激。

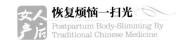
养颜妙招二：刮痧法

最佳体位： 坐位　　**按摩介质：** 刮痧板、橄榄油、甘油

放松： 产后妈妈先在脸上均匀地涂抹一些橄榄油或甘油做润滑剂。

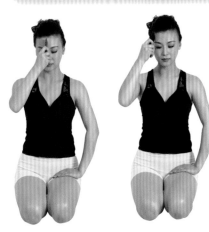

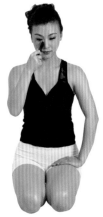

①产后妈妈取坐位。用刮痧板从额头中间刮向两边。　②接着绕着眼部四周刮。

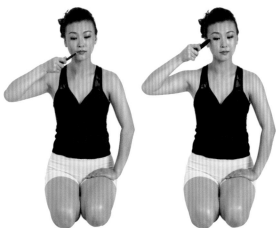

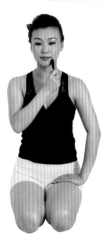

③然后由下巴往眼角的方向刮。　④最后由左边唇角往右边唇角方向刮。刮至肌肤微红。

注意事项

刮的时候手法的轻重要掌握好，先轻后重，方向是由上至下，力度以自身能承受为限，切不可使用蛮力，还有记得时时保持肌肤的润滑，不然硬硬的刮痧板会刮伤我们娇嫩的肌肤。另外还要提醒产后妈妈，肚子饿的时候和刚吃饱饭的情况下最好不要进行刮痧，以免血糖突然过高或过低会伤害到自己的身体。

二、消除大小脸

一边脸大，一边脸小？脸部正中线已经不在人体最中央？仔细瞧一瞧镜子里面的自己，怎么会变成这样了？生宝宝之前好像不是这样的啊？

或许，这是因为怀孕期间，宝宝的重量让你原本已经有异常了的脊椎变得更加歪曲了。

脸的形状取决于骨骼整体的架构，想要好看的瓜子脸，先改变骨骼架构吧！矫正歪曲的脊椎，就能轻松消除"大小脸"的烦恼。

养颜妙招一：自我按摩

最佳体位： *坐位*　　**按摩介质：** *按摩霜、橄榄油*

放松： *在脸部和颈部均匀涂上按摩霜或橄榄油等润滑肌肤的介质。*

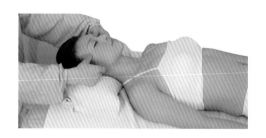

①将大拇指指腹贴近颧骨下方，稍用力垂直往下轻压2cm左右，指力往上轻抬即可，再缓缓将指力放松；中指、无名指并拢，沿颧骨下缘指力平行往下轻压至2cm处，再往上顶。

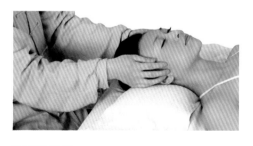

②四指并拢在脸颊的穴道上轻拍数下；最后，四指并拢轻触脸颊上，顺时针方向，由内往外画圈。

温馨提醒

以上的指压按摩动作适合两天做一次。过于频繁或用力过度的按摩都有可能造成神经传导迟钝或肌肉松垮、挫伤。当按摩时，可以先将热毛巾敷脸或双手互搓约20下，微温按摩脸部，能促进血液循环，较易放松脸部肌肉。

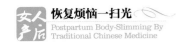
养颜妙招二：瑜伽滑颈式

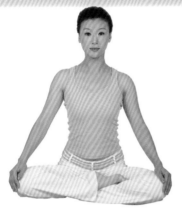

①盘坐，双手自然搭放于双膝，腰背向上挺直，下巴平行于双肩。

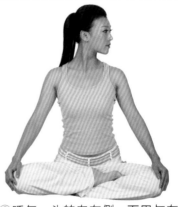

②呼气，头转向左侧，下巴与左肩平行，眼睛看向远方，双肩保持不动。

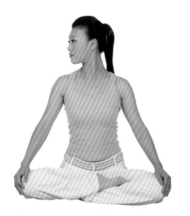

③吸气，头慢慢转回正中，随着呼气头转向右侧，下巴平行于右肩，眼睛看向远方。

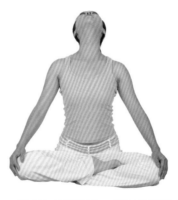

④吸气头回正中，呼气头慢慢向后仰，眼睛向上看。

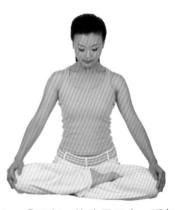

⑤吸气，抬头回正中，呼气低头，下巴触碰锁骨，自然呼吸，慢慢抬头放松还原。

体式功效

能有效改善颈椎病，扶正脊椎，改善脸部大小不均的现象。防止驼背，使双肩线条圆润对称。深层滋润颈部肌肤，防止颈部肌肤干燥，修补颈部小细纹。

练习诀窍

①动作要缓慢而轻柔，不要让颈部肌肉过于用力而劳累。②伸展到颈部每一侧的极限。

三、消除双下巴

　　脸部的美丽大局，有时候可能会因为双下巴而瞬间失分不少。没有颈下的那一圈肥肉，我们哪怕是圆脸也是可爱的，哪怕是"大饼脸"也显得贤惠。

　　想要瘦得精致，细节有时候起着至关重要的作用。想要甩掉困扰产后妈妈的下巴肥肉，下面推荐的按摩、刮痧、运动都是不错的方法，只要能坚持下来，就一定能打造出一张小巧精致的脸。

养颜妙招一：按摩

最佳体位：坐位　　　　**按摩介质：**按摩霜、橄榄油

术前准备：在按摩处均匀涂上按摩霜或橄榄油等润滑肌肤的介质。

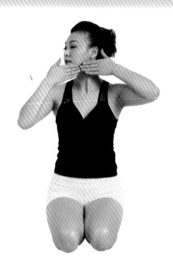

产后妈妈取坐位。用两手掌从下颌尖部开始向两边摩擦至耳前部，然后再擦回下颌尖部，反复操作1分钟。

温馨提醒

如果产后妈妈在以轻轻拍下颌两侧及颊部配合上面的按摩，去除双下巴的效果会更明显。

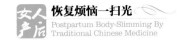
养颜妙招二：点刮法

取穴： 廉泉、大迎、颊车　　　**最佳体位：** 坐位　　　**刮痧介质：** 刮痧板、橄榄油、甘油
术前准备： 在脖颈处均匀涂抹上橄榄油或甘油。

取穴精要

廉泉：位于人体的颈部，正中线上，结喉上方，舌骨上缘凹陷处。

大迎：下颌角前方，咬肌附着部前缘，动脉搏动处。

颊车：用力咬牙时，咬肌隆起的地方。

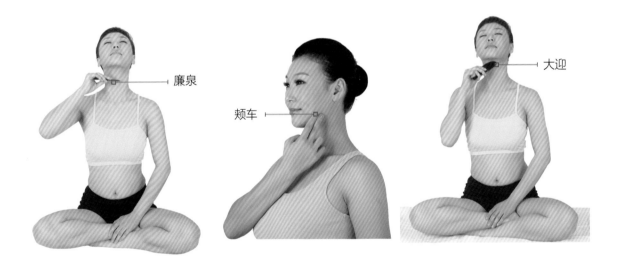

产后妈妈以刮痧板分别点刮廉泉、大迎、颊车等穴。每穴1分钟。

温馨提醒

产后妈妈在以轻轻拍下颌两侧及颊部配刮的时候手法的轻重要掌握好，先轻后重，方向是由上至下，力度以自身能承受为限，切不可使用蛮力。另外还要提醒产后妈妈，肚子饿的时候和刚吃饱饭的情况下最好不要进行刮痧，以免血糖突然过高或过低或伤害到自己的身体。

养颜妙招三：瑜伽虎式

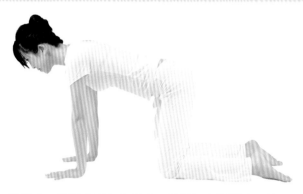

①跪立，双手分开与肩同宽，手臂与大腿垂直于地面，成四角板凳状跪立在地面。

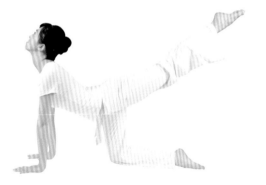

②吸气，抬头，塌腰提臀的同时左腿向后蹬出，尽量抬高，身体重心上提，髋骨保持与地面平行，眼睛向上看，肩膀放松。

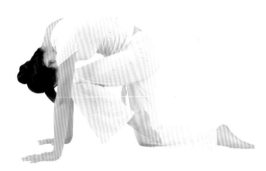

③呼气，低头，含胸，收缩腹部，用左膝盖去找鼻尖。保持3次呼吸，做另一侧练习。

体式功效

①虎式可以收紧我们的下巴，紧致我们的脸部线条。②练习时集中精神用心感受身体的轻盈，仿佛大腿、臀部和后腰的脂肪正在燃烧。③灵活脊柱各个关节，强壮脊柱神经和坐骨神经。④还能美化臀形，强化生殖器官。

练习诀窍

①均匀的呼吸，双臂以及大腿保持垂直于地面。②如果想要加强身体的柔韧，还可以用膝盖去碰你的鼻尖。

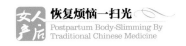

养颜妙招四：瑜伽骆驼式

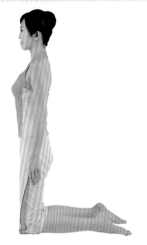

①跪立，双腿分开与肩同宽，吸气，挺直脊柱。

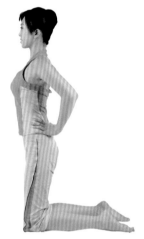

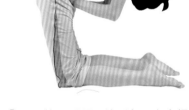

②双手放于后腰，边呼气，上身慢慢后仰，并让颈部放松。

③直到双手抓住双脚，放松头部，髋部、脊柱向前推出，尽量让大腿与地面保持垂直，保持数秒，自然的呼吸。然后慢慢回复初始姿势。

体式功效

①骆驼式扩展胸部，可增加肺活量，能够让我们更深长地呼吸。②能伸展和强壮脊柱，使血液滋养脊柱神经，柔软肩关节，塑造美人背。③矫正驼背，强健腹肌，调理内脏，同时缓解生理期的不适，强健女性生殖系统。④这个体式还能将血液带到面部，滋润活化肌肤，令肌肤嫩透莹润，让脸部变小，消除双下巴。

练习诀窍

①为了保护腰背，做这个体式时，可用手护住腰部，再让身体慢慢下压。②头胸腰部后仰的同时，胯部尽量前送，使大腿垂直地面。③高血压患者或者腰背部有问题的人建议不要采取此练习。④做完这个动作后，也可以大拜式放松腰部。

四、面部祛黄

花容月貌往往是用来形容一个女子动人的气质。

白得剔透，红得娇嫩，是花最美好的样子。而白里透红的肌肤则是每个女性竞相追逐的。然而现实生活中，拥有花容月貌的女子难求，黄脸婆倒是一大堆，特别是生完小孩后，黄脸婆仿佛成了很多产后妈妈特定的称谓了。

如果可以用一种颜色来装饰自己，恐怕没人会钟情于黄色吧？大多数人会偏爱于白色或红色，更确切地说应该是两者的中和——粉色。如果自己的皮肤可以用粉嫩来形容的话，恐怕很多产后妈妈都会乐得合不拢嘴了吧？

要摆脱黄脸婆的称谓，做一个气质出众的妈妈，内调加外敷，气色马上会好起来。

养颜妙招一：刮痧法

最佳体位： *坐位*　　**按摩介质：** *刮痧板、橄榄油、甘油*

放松： *产后妈妈先在脸上均匀地涂抹一些橄榄油或甘油做润滑剂。*

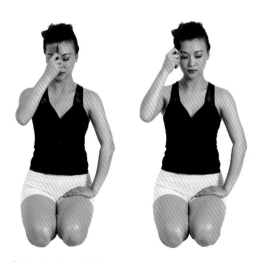

①产后妈妈取坐位。用刮痧板从额头中间刮向两边。

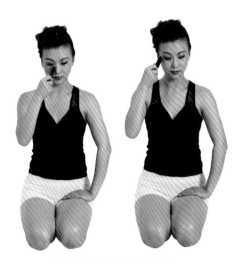

②接着绕着眼部四周刮。

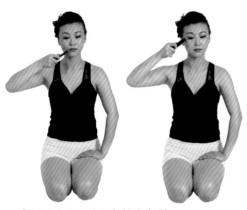

③然后由下巴往眼角的方向刮。

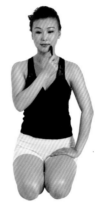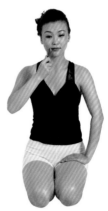

④最后由左边唇角往右边唇角方向刮。刮至肌肤微红。

注意事项

产后妈妈注意啦！刮的时候手法的轻重要掌握好，先轻后重，方向是由上至下，力度以自身能承受为限，切不可使用蛮力，还有记得时时保持肌肤的润滑，不然硬硬的刮痧板会刮伤我们娇嫩的肌肤。另外还要提醒产后妈妈，肚子饿的时候和刚吃饱饭的情况下最好不要进行刮痧，以免血糖突然过高或过低会伤害到自己的身体。

养颜妙招二：美白面膜

最佳体位： *坐位*　　**按摩介质：** *刮痧板、橄榄油、甘油*

放松： *产后妈妈先在脸上均匀地涂抹一些橄榄油或甘油做润滑剂。*

配方一： 黄芪粉 60g，当归粉 10g，茯苓粉 20g，白术粉 20g，白芍粉 10g，冰片粉 6g，蜂蜜 1 大勺，蛋清一个（可加新鲜芦荟叶 1 片）。

做法： 取药粉适量，新鲜芦荟叶 1 片，蜂蜜 1 大勺。芦荟叶去皮取叶肉捣成汁，加入 1 大匙药粉与 1 大匙蜂蜜，蛋清一个，调匀。

使用： 产后妈妈取仰卧位躺下，将面膜均匀涂在脸部，30 分钟后洗干净。

有效期： 当天。

功效： 美白润肤，令肌肤焕发光彩。黄芪、当归、炙甘草能补气生血，充养面部血脉，使黯淡、萎黄、枯燥的肌肤润泽、光鲜；茯苓、白术等健脾益气生血；合欢皮能行气解郁，通达毛孔，有效地疏通皮肤毛孔阻塞。

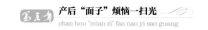

提醒：如果觉得方子太过复杂，难以找全，可以简化为白术粉30g加白醋500ml，泡两个月，用来擦脸。

配方二：白芷、白薇、白芨1：1：1的量，半个蛋清，面膜纸。

做法：到药店买的时候，顺便叫药房员工把这几味中药磨成粉。用半个鸡蛋清加上2匙磨好的中药粉，搅拌至起泡，均匀敷在脸上。

使用：将面膜均匀涂在脸部，10分钟后洗干净。

有效期：当天。

功效：具有美白去黄，收缩毛孔，紧致肌肤的作用。

提醒：想要效果更好可以在涂好的面膜上贴张面纸或者面膜纸，然后再涂一层。

配方三：茯苓、白芷、白芨、白术、丁香、白僵蚕、白牵牛、白附子每味药50～80g。

做法：到中药店买齐这等量的8味药材，顺便叫他们帮忙磨成粉，然后找一个专门的罐子装起来。

使用：每次取一点放在手掌心，然后和一点水均匀地搅拌，等拌匀了就直接糊在脸上。稍加按摩即可冲洗掉。

有效期：一年。

功效：具有美白祛斑，滋润和清洁肌肤的作用。

提醒：因为是纯中药的缘故，所以中药的味道会比较大，如果感觉味道过浓，储藏的时候最好买的是密封度比较好的罐子，这样不仅能有效阻隔味道，还能防止药材过早发霉变质。

养颜妙招三：食疗

莲子百合煲瘦肉

功效：具有养阴清热，清心安神，益气调中，美白祛斑的作用。

材料：百合、莲子、猪瘦肉。

做法：挑选猪瘦肉300g左右，再加入莲子、百合各30g和适量水，隔水炖熟，调味即可。（隔水炖的意思就是给盛食物的碗等容器盖上盖子，在蒸锅里面蒸。）

山药美白汤

功效：补气养血，美白润肤。

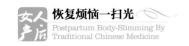
材料：鸡腿1只，新鲜山药1200g，玉竹3钱，白芷3钱，枸杞3钱，生姜片2片。

做法：鸡腿洗净切块。将600ml水注入锅中煮开后，放入生姜片及切块鸡腿煮滚去血水，取出鸡腿用冷水洗干净。将1500ml水注入锅中煮开后，放入鸡腿煮10分钟，加入其他材料，用小火煮半小时即可。

美白养肤汤

功效：美白去湿，补中益气。

材料：白芷5g，玉竹5g，薏米50g，土鸡半只，姜1块，调料：盐1茶匙（5g）。

做法：将土鸡洗净。锅中倒入水大火煮沸后，放入鸡焯烫至变色后捞出，锅中的水倒掉不要。姜切成片，或用刀拍散。白芷、玉竹和薏米用清水洗净。将焯好的鸡放入砂锅中，一次性倒入足量冷水，大火煮开后，改成小火，放入姜片、白芷、玉竹和薏米，盖上盖子用小火煲2小时，最后调入盐即可。

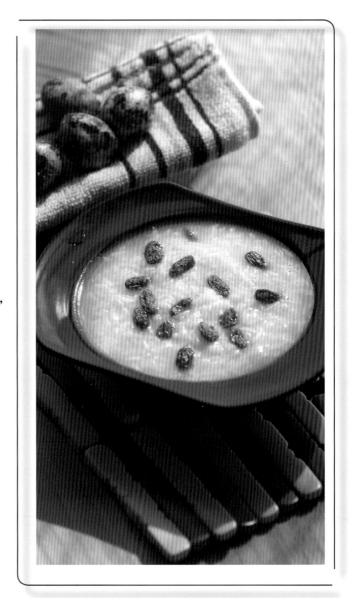

五、祛斑

很多女人过了 30 岁，就发现两颊渐渐飞上了"蝴蝶"，黑色或者褐色的斑点，占据脸颊最显眼的位置，看起来就像蝴蝶的翅膀，这就是我们通常所说的黄褐斑、蝴蝶斑。可是生过小孩后，哪怕你才 20 岁出头，你也会和斑点不期而遇。

因为产后，是滋生斑点的敏感期。

保持乐观的心态，选择正确的方法，也许，脸上的"蝴蝶"不经意间就飞走了。如果用错了方法，那我们很可能被打回原形，甚至不及原来的样子。

可见，美与丑，成与败，方法很重要。

养颜妙招一：刮痧法

最佳体位： 坐位　　**刮痧介质：** 刮痧板、橄榄油、甘油

放松： 产后妈妈先在脸上均匀地涂抹一些橄榄油或甘油做润滑剂。

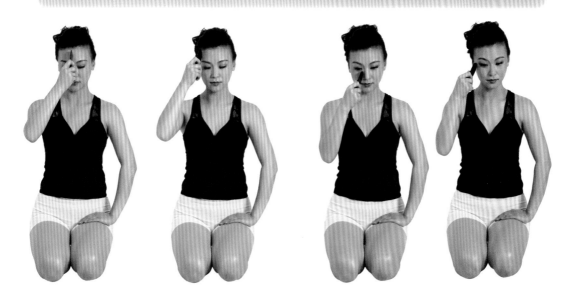

①产后妈妈取坐位。用刮痧板从额头中间刮向两边。　　②接着绕着眼部四周刮。

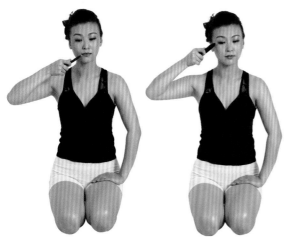

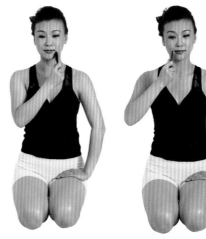

③然后由下巴往眼角的方向刮。　④最后由左边唇角往右边唇角方向刮。刮至肌肤微红。

养颜妙招二：自我悬灸法

体位： 坐位

取穴： 四白、颧髎、承浆、阳白、睛明　艾灸器材：艾条

选穴原理

四白，提振阳气，行气活血；颧髎，清热消肿，祛风镇痉，经常刺激该穴，能防止面部肌肉松弛，消除细小的面部皱纹，还能够淡化面部色斑；承浆，具有生津敛液、舒筋活络的功用；阳白，属于多气多血的穴位，经常刺激可使面部红润，使肤色健康光泽；睛明，能滋水涵木、通络明目。

穴位定位

四白定位：目正视，在瞳孔直下，当颧骨上方凹陷中。简单找穴法：瞳孔正中间直下，颧骨上方凹陷处。

颧髎定位：在面部，当目外眦（外眼角）直下，颧骨下缘凹陷处。简单找穴法：外眼角直下与脸颊骨交叉的地方，颧骨下缘凹陷处。

承浆定位：在面部，当颏唇沟的正中凹陷处。简单找穴法：嘴唇下方凹陷处。

阳白定位：在前额部，当瞳孔直上，眉上1寸处。简单找穴法：眉毛正中间直上一个拇指处。

睛明定位：在面部，目内眦角（内眼角）稍上方凹陷处。简单找穴法：眼内角的外上方凹陷处，鼻根与眼角的中点。

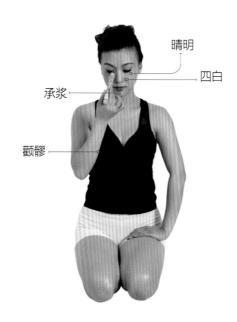

步骤

产后妈妈取坐位。将艾条的一端点燃，先后正对四白、颧髎、承浆、睛明等穴，与穴位局部皮肤成90°，距皮肤2~3cm。每次10~20分钟。

注意事项

产后妈妈艾灸时，热度以能耐受的最大热感为佳。对于体虚、局部知觉迟钝的妈妈，操作时可将中、食两指分开，置于施灸部位的两侧，这样可以通过手指的感觉来测知穴位局部的受热程度，以便随时调节施灸的距离和防止烫伤。

养颜妙招三：面膜

方子一：酵母片、黄瓜汁、鸡蛋清、牛奶（油性皮肤选脱脂牛奶，干性皮肤用全脂奶粉，混合性各用一半）。

做法：牛奶加温，不要煮开，酵母片压成粉，放进牛奶中搅拌之后加入蛋清和黄瓜汁。

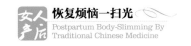

使用：每次敷 10 分钟，每个月做 1 ~ 2 次。

有效期：当天。

功效：润泽皮肤，美颜淡斑，隐斑，消斑。

提醒：酵母片最多可加 5 ~ 8 片，切忌不要太多，以免把皮肤烧伤。

方子二：人参粉 10g，白附子粉 10g，当归粉 10g，冰片粉 6g，炙甘草粉 20g，合欢花粉 6g，玫瑰花粉 6g，红花粉 6g，白及粉 6g，白芷粉 6g，白蔹粉 6g，蜂蜜 1 大勺，蛋清一个（可加新鲜芦荟叶 1 片）。

做法：取药粉适量，新鲜芦荟叶 1 片，蜂蜜 1 大勺。芦荟叶去皮取叶肉捣成汁，加入 1 大匙药粉与 1 大匙蜂蜜，蛋清一个，调匀。

使用：产后妈妈将面膜均匀涂在脸部，30 分钟后洗干净。

有效期：当天。

功效：方子中有当归等活血化瘀药，淡化色斑、黑斑、黄褐斑；白术益气生血；白芍之品以生肌。诸药合用，能够祛瘀生新，美颜焕肤。

提醒：每日取干桑叶 15g，沸水浸泡后作茶饮用，并将茶水涂抹于脸上色斑处，每日 3 次，连用一个月为一个疗程。坚持使用，相信会有意想不到的效果哦。

方子三：鲜豌豆苗 200g，番茄 1 个，豆腐 1 块，蜂蜜适量。

做法：将豌豆苗洗净，沥干水分折成小段，将番茄洗净后切成块状，再把豌豆苗段、番茄块用榨汁机榨取原汁，加入蜂蜜适量；另取出榨渣与豆腐一起充分搅拌成敷料。

使用：先用温热水将脸部洗净，再敷上敷料，保留 20 分钟后用水洗净。

有效期：当天。

功效：润泽肌肤，消除色斑。适用于面部色斑。

提醒：另取饮料当茶饮用。每日或隔日 1 次。

六、防皱

如果皱纹对应的是衰老，

如果衰老对应的是丑陋，

那我们该用什么样的心态去应对这些终将要面临的问题呢？

聪明的妈妈总会有办法。

而千挑万选过后，

我相信，能逆转时光的，

一定是根源的力量。

利用各种方式进行内调和外养，

我相信，一段时间后，

年轻与衰老的斗争，美与丑的划分，自会分出胜负。

养颜妙招一：自我按摩法

取穴：印堂、颊车、下关、阳白、曲池　　**最佳体位：**坐位

按摩介质：按摩油、按摩霜、橄榄油

术前准备：产后妈妈将按摩油或橄榄油均匀涂于按摩部位。

选穴精要

印堂定位：位于前额部，当两眉头间连线与前正中线之交点处。印堂穴位于人体的面部，两眉头连线中点即是。

颊车定位：用力咬牙时，咬肌隆起的地方。

下关定位：在面部耳前方，颧弓与下颌切迹所形成的凹陷中。

曲池定位：肘关节弯曲成直角，在肘横纹的外侧头凹陷处，即靠近拇指侧的皱纹处。

阳白定位：眉毛正中间直上一个拇指处。

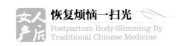
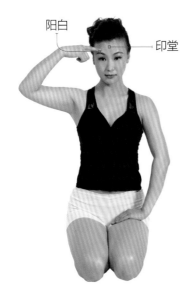

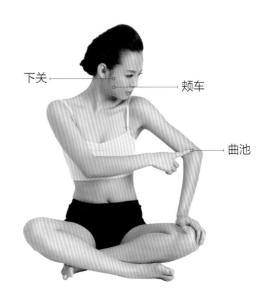

产后妈妈取坐位。用食指或中指依次点揉印堂、颊车、下关、阳白、曲池等穴位。每穴2～3分钟。

注意事项

产后妈妈注意啦！如果指甲太长的话，很可能在按的时候会刮伤自己的脸，所以记得要在之前修剪一下自己的指甲，还有点按的时候力道要轻柔一些，动作要连贯、自然，这样才能对穴位进行温和但却有效的刺激。

养颜妙招二：面膜DIY

方子一： 丝瓜藤汁 10g，柠檬汁 5g，鸡蛋清 1 个，蜂蜜适量。

做法： 将丝瓜藤汁、柠檬汁放入碗内调匀成洗汁；把鸡蛋清用甩蛋器甩至起白泡沫，加入蜂蜜调成蛋蜜涂汁。

使用： 将洗汁、少许水倒入盆内拌匀，洗抹面部，20 分钟后用水洗净。再用干净软刷将蛋蜜涂汁刷于面部，让风吹干后，再用温水洗净。

有效期： 当天。

功效： 清热润肤，祛皱消纹。适用于面部皱纹。

提醒： 每周 2 ～ 3 次。

方子二： 新鲜胡萝卜 2 根，鸡蛋黄 1 个，藕粉少许。

做法： 将胡萝卜洗净，捣烂如泥，调入鸡蛋黄、藕粉拌匀。

使用： 先用温水将脸部洗净，再取胡萝卜蛋糊涂敷面部，约 20 分钟后，先用温水再用冷水洗去。

有效期： 当天。

功效： 营养肌肤，驻颜祛皱。适用于面部皱纹。

提醒： 每日 1 次。

方子三： 番茄 1 个，柚子 3 片，橘子 2 个，牛乳 50g，蜂蜜适量。

做法： 将番茄、柚子、橘子去皮，切成小块，用榨汁机榨取原汁，加入牛乳、蜂蜜调成饮料。

使用： 先用温水将脸部洗净，再取一些饮料涂于脸上，让风吹干后，再涂一次。

有效期： 当天。

功效： 滋润肌肤，防皱祛纹。适用于面部皱纹。

提醒： 多余饮料当茶喝，每日 1 ～ 2 次。黄豆、核桃仁与已炒好的两种米粉拌匀，倒入方木箱内压平，划成小块。

养颜妙招三：食疗

产后消痘汤

材料： 生薏仁 2 两，绿豆 1 两，金银花 3 钱，蜂蜜适量。

做法： ①把金银花放入药袋，其他药材洗干净后分别浸泡 1 小时。②先煮熟薏仁和金银花，再放入绿豆煮，当绿豆煮熟破皮即可熄火，闷半小时。③食用时，依个人口味加上些许蜂蜜。

功效： 此汤具有清热解毒、去痘、美白的功效，但坐月子的妈妈不宜喝太多，适量而止。

苦瓜羊肉汤

材料： 黄精 1 两，女贞子 3 钱，羊肉片 250g，苦瓜 1 根，适量大白菜，大骨头，生姜，米酒等。

做法： ①把中药材放入药袋，与大骨头、生姜、米酒炖煮 1 小时。②去除药袋和大骨头后，依次放入大白菜、苦瓜、羊肉片，煮熟后即可食用。

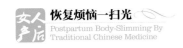

功效：苦瓜、大白菜、黄精、女贞子均是凉性食材，羊肉则有温补效果，既能清除燥热，让皮肤白净不再长痘痘，也能温补产后新妈妈的身体。

去皱美食——水晶肉皮冻

材料：猪皮 500g，葱 1 根，姜 1 小块，八角 3 颗，桂皮 1 小块，花椒 20 粒，香叶 3 片，小茴香 20 粒，生抽 3 汤匙，老抽 1 汤匙，盐 1/4 茶匙，糖 1/2 茶匙。

做法：将猪皮洗净，放入开水中焯烫 3 分钟，捞出后用清水冲净猪皮表面的浮沫并沥干；如果皮上有猪毛，用刀刮净；煮好的猪皮切成宽 1cm、长 5cm 的条；将葱切成段，姜去皮切片，并将八角、桂皮、花椒、香叶和小茴香放入调料包里；锅中倒入清水，放入料包，大火煮沸后继续加热 3 分钟，调入生抽、老抽、盐和糖，搅匀后放入猪皮里，改成中小火，炖煮 1 个小时以上，煮到用筷子轻扎猪皮就可以穿透的程度；捞出葱姜和料包，将煮好的猪皮和汤倒入一个方形的耐热容器中，自然冷却后，盖上一层保鲜膜，放入冰箱冷藏 2 小时，取出后切块即可食用。

如果想要特别"水晶"的效果，熬皮冻时就不要加酱油，加入酱油颜色会有点变黑，不够晶莹剔透。

去皱美颜糕

功效：这款点心润肌肤、美容颜。适合肌肉萎黄、颜面多皱的产后妈妈吃。

材料：稻米 250g，糯米粉 250g，芝麻 100g，花生仁（生）100g，黄芪 100g，核桃 100g，大豆 100g。

做法：先将稻米磨成粉状，稻米粉与糯米粉混合炒熟，芝麻、花生仁、核桃仁、黄豆分别去净灰渣，炒酥，将黄豆磨成粉末，黄芪去净灰渣，切成薄片，烘干研成细粉末，将芝麻、花生、黄芪、黄豆、核桃仁与已炒好的两种米粉拌匀，倒入方木箱内压平，划成小块。

七、抗松弛

年龄的秘密，除了能在脸上浮现的皱纹中可以窥探出一二，肌肤的松弛下垂也是年龄的泄密者。

想要挽救肌肤，抵抗肌肤松弛的问题，就要勇于和地心引力作战。

千万别等肌肤彻底失去弹性，到了无法挽回的地步时才开始重视。要知道，防患于未然远比产生问题以后，花百倍千倍的精力去挽救来得实际。

所以产后妈妈应该及早预防，及早解决，这样你的青春才会驻留得久一些。

养颜妙招一：按摩法

最佳体位： 坐位　　**按摩介质：** 按摩油、橄榄油、甘油

术前准备： 产后妈妈把按摩油或橄榄油均匀涂在面部，并轻轻拍打直至吸收。

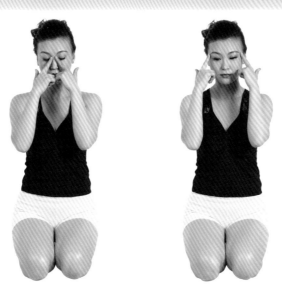

①产后妈妈取坐姿，以指腹按压眼眶周围，每个位置按压5秒钟，重复3次。

温馨提醒

产后妈妈注意啦！如果指甲太长的话，很可能在按的时候会刮伤自己的脸，所以记得要在之前修剪一下自己的指甲，还有点按的时候力道要轻柔一些，动作要连贯、自然，这样才能对穴位进行温和但却有效的刺激。

养颜妙招二：瑜伽狮子式

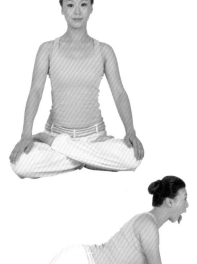

①以莲花坐坐好，双手轻搭放在膝盖上。

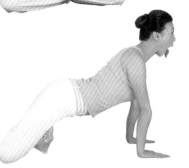

②吸气，双臂用力，以手掌撑住地面，抬升胸部和头部。呼气的同时，尽可能大地张开嘴，将舌头尽量向下方伸出，发出狮子般的吼声。睁大眼睛，眼球滚向眼眶，注视两条眉毛中间的中点。此时，全身肌肉都应该紧张起来。用嘴呼吸，保持这个姿势30秒，然后放松，身体还原。

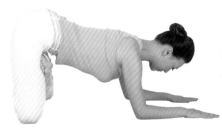

③双臂前伸，手掌撑地，手指向前。身体前倾，骨盆尽量向地面按压，以膝盖支撑身体。

体式功效

①收紧面部肌肤，防止肌肤下垂，保持肌肤年轻态。②吐舌头动作有助于洁净舌头，使你吐气如兰。③滋养脊柱神经，打造优雅挺直的后背曲线。

练习诀窍

①整个练习中，保持自然、均匀的呼吸。②感受颈部、面部、双手、双臂、肩、身体的肌肉紧张。③练习这个动作时，要注意控制面部表情和髋关节的打开度，将腰部尽量向下沉。

养颜妙招三：瑜伽体式之蛇击式

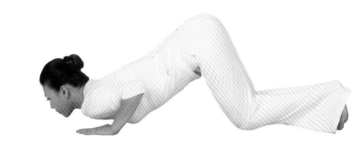

①跪地伏卧，双手放在胸膛两侧的地板上，胸膛和下巴离垫子约两寸。

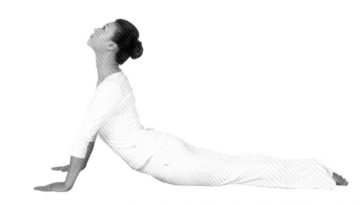

②一边吸气一边将胸腹部引领身体向前移动。当胸腹部接触地面不能移动时双臂迅速用力撑起上半身直立。抬头，眼睛看向天花板。腰部成一定的弧度，胯部、大腿尽量贴向地面，呼气，屈肘，髋部抬起，按来时的顺序还原。

体式功效

①蛇击式通过活动脊柱，能活化面部肌肤，提升肌肤细胞活力，使细胞保持年轻状态，从而使表皮层和真皮层组织结构更紧密细致。②脖子向上仰的动作可以紧实颈部，预防双下巴的产生，使面部线条更加流畅分明。

练习诀窍

①动作过程当中，大臂向后夹紧上身，小臂微微翘起，不要接触地面。②向前时，下巴引力，还原后退时，臀部引力。

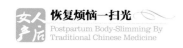
养颜妙招四：食疗

胡萝卜牛肉丝

功效：含有丰富的维生素和胡萝卜素，能消除体内自由基，减缓皮肤松弛和衰老。

材料：胡萝卜、牛肉、酱油、盐、干淀粉、葱花、姜末、料酒。

做法：牛肉洗净切丝，用葱花、姜末、干淀粉、酱油和料酒调味，腌100分钟，胡萝卜洗净去皮，切丝；炒锅中入油，将腌好的牛肉丝入油锅迅速拨炒，呈熟色后将牛肉丝滗出油来炒胡萝卜丝，胡萝卜丝变熟后调入盐和牛肉丝一起拌炒均匀即可。

腐乳猪蹄

功效：猪蹄富含丰富的胶原蛋白，能使肌肤润滑有弹性。

材料：猪蹄、王致和腐乳、葱、姜、盐、料酒、酱油、冰糖、桂皮、香叶、八角。

做法：猪蹄洗净剁成小块，烧锅开水，放入葱、姜、料酒把猪蹄煮30分钟捞出，用料酒、腐乳、酱油、冰糖、盐和水调出一太碗的汁，捞出的猪蹄放入压力锅内；再放入桂皮、香叶、八角，倒入兑好的料汁；炖25分钟后打开盖子，继续炖至汤变黏稠基本收干为止。

桂圆红枣茶

功效：桂圆是养心美颜的食物，有养心安神、滋阴补血的功效。适合心悸失眠、面色无华的女性用来进补。

材料：红枣100g，桂圆50g。

做法：将所有的材料放入1000g的水中煮沸，熄火焖10分钟。

办公室制作秘籍：将所有的材料放入保温杯中，冲入1000g沸水焖20分钟，效果与火煮一样。

八、黑眼圈

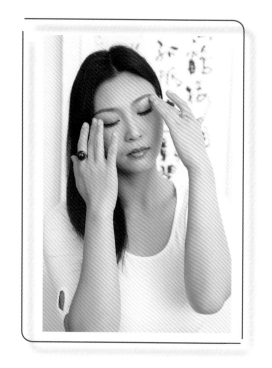

产后，原本明亮的眼睛周围莫名蒙上了一层黑色。如何得了？反思自己，并未抽烟、喝酒、熬夜，为何这黑眼圈找上了自己？这可恶的黑眼圈是怎么来的？

新妈妈由于分娩时流了不少血，严重气血不足，带孩子日夜颠倒，睡眠不够，导致内分泌失调，特别是眼周的循环系统不畅，就容易形成黑眼圈。

如果这样长期没有调整或者是保养，这黑眼圈就会顽固地停留，很难消除。

那么产后该如何摆脱这令人讨厌的"黑眼圈"呢？

养颜妙招：灸疗法

取穴： 四白、肾俞、涌泉、太溪

取穴精要

四白：四白穴位于人体面部，瞳孔直下，眼眶下凹陷处。艾灸此穴能祛风明目，通经活络，还能预防黑眼圈和老花眼。

肾俞：在背部，第二腰椎棘突下，两侧旁开1.5寸处。艾灸此穴能补益肝肾。

涌泉：位于足底前1/3的凹陷中，第二、三趾趾缝纹头端与足跟连线的前1/3处。涌泉穴在人体养生、防病、治病、保健等方面都有重要的作用。艾灸此穴能起到滋阴益肾、平肝熄风的作用。

太溪：足内侧，内踝后方，在内踝尖与跟腱的凹陷处。艾灸此穴能增强肾气，提高人体正气，强身健体。

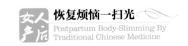
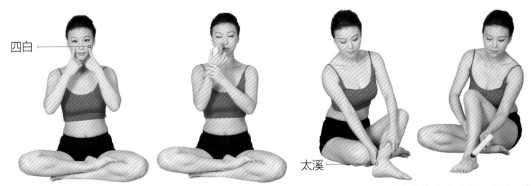

①拇指按摩四白、太溪，每穴5分钟左右。按摩顺序依次为四白、太溪。之后以艾条依次灸太溪、四白，每穴5~10分钟。

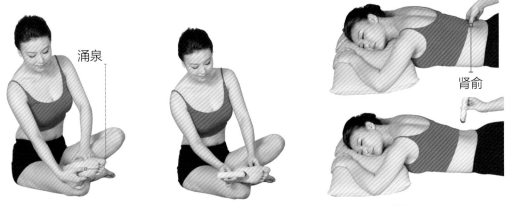

②拇指按摩肾俞、涌泉，每穴5分钟左右。之后以艾条依次灸涌泉、肾俞，每穴10分钟。

操作要领

①按摩穴位的同时用酒精灯点燃艾条。②注意观察受灸者的温度反应，适时调整。③注意随时清理艾条上的艾灰，以免掉落烫伤受灸者。④手法上采用定点温灸、回旋灸、雀啄灸配合运用。⑤每穴以皮肤红润为度。

艾灸小贴士

①施灸期间注意休息，不要熬夜。②在做艾灸前可适当用盐水泡脚，能安定情绪。③适量运动，保持乐观心态，适时调整自己的情绪。④可以适当配合喝些补肾方面的口服液等。⑤每天1次，10次为1疗程，2~3个疗程即可。⑥对于熬夜产生的黑眼圈，可用"冷热毛巾法"：先将毛巾浸冷水，冷敷在眼周5~10分钟，收缩局部的血管，避免眼袋继续增大；之后再用热毛巾敷在眼部，当毛巾冷却后再浸入热水加温，持续热敷10~20分钟。还可通过以下艾灸方法来调理身体。

九、痤疮

产后，脸上长了很多痘痘，就像污疤一样。

产后3个月了现在还有，去医院检查说是痤疮，哺乳期又不能用药，孩子半岁断奶，家里人又不同意，只能这样了？欲哭无泪。

养颜妙招一：灸疗法

取穴： *神阙、气海、关元、脾俞、肾俞、涌泉*

穴位定位

神阙定位：在腹部，前正中线上，肚脐凹陷处。艾灸神阙能益肾壮阳，祛除体内寒湿。

气海定位：在腹部，前正中线上，脐下1.5寸。艾灸气海能温阳益气，扶正固本，培元补虚。

关元定位：在腹部，前正中线上，脐下3寸。艾灸关元能养元益气，回阳救逆。

脾俞定位：在背部，第十一胸椎棘突下，两侧旁开1.5寸。艾灸脾俞能健脾和胃，利湿升清。

肾俞定位：在背部，第二腰椎棘突下，两侧旁开1.5寸。艾灸肾俞能益肾助阳，强腰利水，通畅经络。

涌泉定位：位于足底前1/3的凹陷中，第二、三趾趾缝纹头端与足跟连线的前1/3处。艾灸涌泉能滋阴益肾，平肝息风，交通心肾。

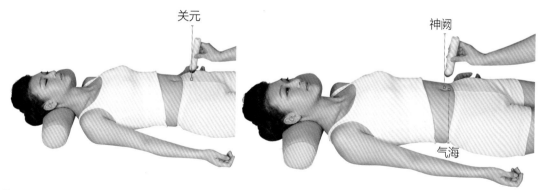

①仰卧位，拇指按摩神阙、气海、关元，每穴按摩5分钟左右。按摩后依次用艾条灸神阙、气海、关元，每穴5～10分钟。

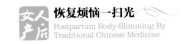
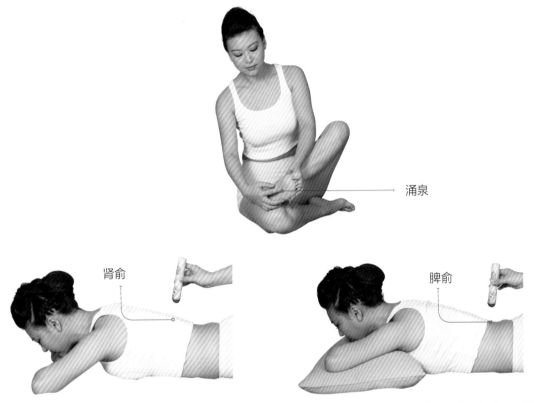

涌泉

肾俞

脾俞

②拇指按摩脾俞、肾俞、涌泉，每穴按摩5分钟左右。按摩后依次用艾条灸脾俞、肾俞、涌泉，每穴5～10分钟。

操作要领

①按摩穴位时用酒精灯点燃艾条。②注意观察受灸者的温度反应，适时调整。③注意随时清理艾条上的艾灰，以免掉落烫伤受灸者。④手法上采用定点温灸、回旋灸、雀啄灸配合运用。⑤每穴以皮肤红润为度。

艾灸小贴士

①多喝开水，多吃蔬菜水果，并且注意进食时间和频率。②保证睡眠时间和质量，必要时可用温和天然的熏香等来舒缓情绪。③勤洗脸，化妆的妈妈一定要将妆卸干净，且要用温水洗脸。④三餐营养均衡即可，顿顿大补反而易引起消化和肠胃方面的疾病。⑤勤做面膜，夜间护理要特别注意。当然，去美容院做保养也是好的选择。⑥补水永远是王道，平衡肌肤水油分泌是关键。⑦少吃辛辣、冷饮等刺激性食物，肥肉也少吃。⑧要是日常食物调理不见效，建议口服维胺酯胶囊或多西环素，外可用维E乳膏涂抹。

十、色斑

生产前后新妈妈体内女性激素的改变，

雌激素会使黑色素沉淀。

由于产后新陈代谢较慢，

新妈妈体内的毒素无法顺利排除，

也会加速色素的沉着。

产后，新妈妈因为还不适应，

往往情绪激动，容易发火，

导致肝脏受损，也容易引发色斑。

除此之外，日晒也容易诱发色斑。

养颜妙招一：灸疗法

取穴： *肝俞、行间、心俞、神门*

穴位定位

肝俞：在背部，当第九胸椎棘突下，旁开1.5寸处。肝主疏泄，艾灸此穴能促进脾胃消化吸收和体内营养输送。

行间：足背侧，当第一、二趾间，趾蹼缘的后方赤白肉际处。艾灸此穴有泄肝火、疏气滞的作用，能调节心情，保持愉快的情绪。

心俞：在背部，第五胸椎棘突下，两侧旁开1.5寸处。艾灸此穴能补益心经的气血，达到宁心静气之功效。

神门：仰掌，在腕部腕掌侧横纹尺侧（内侧）端，尺侧腕屈肌的桡侧凹陷处。艾灸此穴能补益心经气血，让心充满活力，并为心脏搏动提供能量来源。

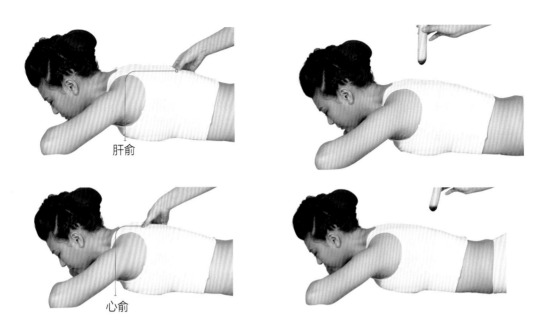

肝俞

心俞

①俯卧位，拇指按摩肝俞、心俞，每穴5分钟左右。之后依次用艾条灸肝俞、心俞，每穴5~10分钟。

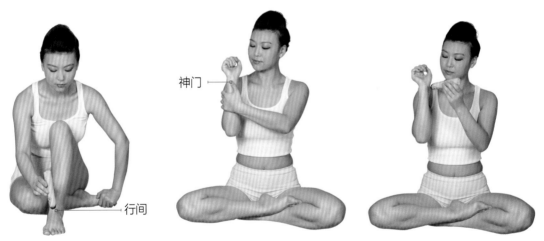

神门

行间

②拇指按摩行间、神门，每穴5分钟左右。依次用艾条灸行间、神门，每穴5~10分钟。

艾灸小贴士
①施灸期间注意休息。②做艾灸前可以适当用薏米、砂仁煮水泡脚，益气补血。③适当口服香砂六君子丸。④每天1次，10次为1疗程，2~3个疗程即可。

养颜妙招二：面膜

苹果柠檬面膜

苹果去皮切块，捣成泥状，滴入1滴柠檬精油（或3滴柠檬汁），如系干性过敏性皮肤，可加适量鲜牛奶或甜杏仁等植物油，油性皮肤宜加些蛋清。15~20分钟后用温水洗干净。隔天一次，一个疗程为20天。

蜂蜜柠檬面膜

鸡蛋清一个，蜂蜜一小匙，柠檬精油1滴（或3滴柠檬汁），橄榄油10滴，面粉适量，混合后搅拌成膏状，敷面后15~20分钟取下，用温水洗净。

番茄玫瑰面膜

先将番茄压烂取汁，加入适量蜂蜜或牛奶（牛奶中的丰富营养成分，可防止皮肤干燥老化，并有美白效果），玫瑰或乳香精油1滴，加少许面粉调成膏状，涂于面部保持15分钟左右取下，用温水洗净。

养颜妙招三：食疗

花生大米粥

材料：熟花生仁50g，低脂鲜牛奶250ml，大米150g，白糖些许。

做法：先将大米放入锅里煮粥，熟时加入花生仁和低脂鲜牛奶，拌上白糖即成。每天分2次，即早午或早晚各1次喝完。

功效：花生仁性平味甘，具有醒脾益气，润肠通便，补充气血的功效。

通草鲫鱼汤

材料：鲜鲫鱼500g，通草6g，精盐些许。

做法：先把新鲜鲫鱼去鳞、除去内脏，再加上通草煮汤。每天吃鱼喝汤2次，连喝3~5天。

功效：鲫鱼能和中补虚，渗湿利水，温中顺气，具有调节内分泌的作用。

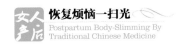
十一、黄褐斑

怀孕时候脸上出现了黄褐斑，

本以为生完宝宝之后就会自动消失，

可谁知，黄褐斑犹如映在脸上一般，

赖着不走，好好的一张脸，就被斑给毁了。

中医认为黄褐斑的产生与我们的肝、脾、肾有很密切的关系。

肝火虚旺，脾虚湿蕴，都给黄褐斑创造了好的生长环境，

想要彻底赶跑黄褐斑，就得从疏肝、养脾、补肾开始。

另外，经常月经不调的美眉们也要注意了，

色斑已经悄悄地瞄上你了！

养颜妙招一：按摩足太阳膀胱经

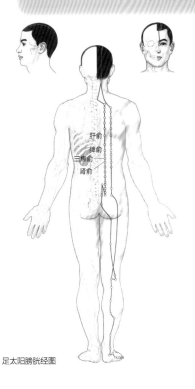

足太阳膀胱经图

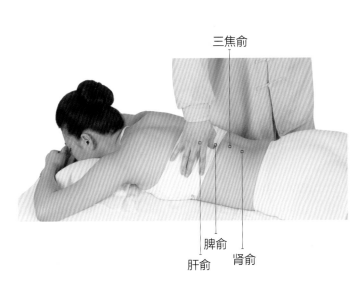

按摩足太阳膀胱经，由足跟外上行，由上而下刺激5遍。在肝俞、肾俞、脾俞、三焦俞等穴位稍停片刻按揉之。

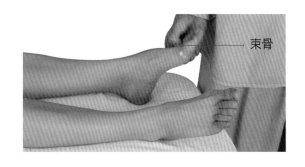

束骨

食指指压足小趾外束骨。每秒按1次，共按5~10次。

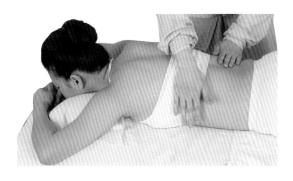

在背腰中线督脉部位，由上而下推擦5遍，再以脊椎为中线，用手掌分别向左右两旁推擦10遍以上。本法对肝郁气滞引起的黄褐斑有特效。

养颜妙招二：灸疗法

取穴：四白、迎香、肝俞、脾俞、气海、足三里

穴位定位

四白：瞳孔正中间直下，颧骨上方凹陷处。散风明目，舒筋活络。

迎香：鼻翼外缘中点旁，当鼻唇沟中间。提振阳气，行气活血，润泽肌肤。

肝俞：在背部，当第九胸椎棘突下，旁开1.5寸。艾灸肝俞穴能补益肝血、舒经理气。肝脏功能强，则能有效分解体内毒素并协作其他脏腑将毒素排泄出去。

脾俞：在背部，第十一胸椎棘突下，两侧旁开1.5寸。脾为气血生化之源，灸脾俞能使气血充足。

气海：在下腹部，前正中线上，当脐中下1.5寸。能活跃肾气，补充肾阳不足，促进气血运行，有温经活血、暖宫散寒的作用。

足三里：小腿前外侧，犊鼻下（膝盖骨下缘）3寸，距胫骨前缘约一横指。灸疗足三里能调理脾胃，增强身体的运化功能，有效增强体内气血。

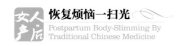
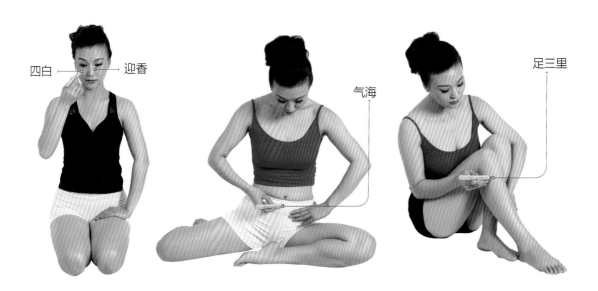

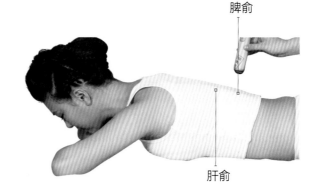

用艾条温和灸法或温灸盒，每次每穴位灸3～6分钟，在祛斑区灸3～6分钟，以局部皮肤温热舒适、皮肤红润为度，隔天一次，7日为1个疗程。

温馨提醒

①艾灸时，热度以能耐受的最大热感为佳。②对于体虚、局部知觉迟钝的妈妈，操作时可将中、食两指分开，置于施灸部位的两侧，这样可以通过手指的感觉来测知穴位局部的受热程度，以便随时调节施灸的距离和防止被烫伤。

养颜妙招三：中药方

内服中药： 参苓白术丸，每次6～9g，每日2～3次，口服。归脾丸，每次1丸，每日3次，口服。香砂六君子丸，每次1丸，日服3次。

此法对脾虚湿蕴引起的色斑有比较好的效果。

十一、酒渣鼻

笔直光滑的鼻子是许多女人的美丽梦想。

偏偏上帝不总让人如愿，

产后好像各种毛病都特别容易找上自己。

鼻子上长出红色的小脓包，又痒又痛，

一直消不下去。

朋友经常开玩笑，

你不是不喝酒吗，

怎么成了"酒糟鼻"了？

养颜妙招一：中药内服

汤药: 枇杷清肺饮加减（《医宗金鉴》），生石膏 30g，知母、枇杷叶、桑白皮、地骨皮、黄芩、益母草各 15g，甘草、黄柏各 10g，水煎服，每日 1 剂，分 2 次服用。

养颜妙招二：中药外敷

做法：

①用一扫光外涂，白屑风酊或酒渣鼻搽剂外涂，每日 1～2 次，可晚上涂搽，次日清晨洗掉。

②复方颠倒散（大黄粉、黄连粉、硫黄粉各等份），用蜂蜜调成糊状，外敷 1～2 小时，每日 1 次。

③红斑、红丘疹者，用大枫子油调珍珠散外敷。

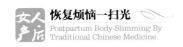
十二、嘴唇脱皮、干痒

嘴唇经常干燥、脱皮，擦唇膏都没有办法阻止？

好好的一张脸就给这张不听话的嘴给毁了。

想尽办法，但依然无法解决？

试试用中医的方法调理吧，

与其说是嘴唇出了问题，

倒不如说是脾胃出了毛病，

气血虚弱、脾胃湿热，

都是引起火气上窜集结于唇，

导致嘴唇干痒、脱皮的原因。

养颜妙招一：灸疗法

取穴： 大椎、肺俞、风池、风门

取穴精要

大椎：后正中线上，第七颈椎棘突（即低头时颈背最突起的骨头）下凹陷中。艾灸大椎穴能让艾热直接作用于颈椎，祛湿润肺。

肺俞：在背部，第三胸椎棘突下，两侧旁开1.5寸。艾灸肺俞穴能补益肺经的气血，解决嘴唇干裂等问题。

风池：在后颈部，当枕骨之下，与风府相平，胸锁乳突肌与斜方肌上端之间的凹陷处。艾灸风池穴有快速止痛、保健调理的功效。

风门：在背部，第二胸椎棘突下，旁开1.5寸。艾灸风门穴有宣通肺气、调理气机的作用。

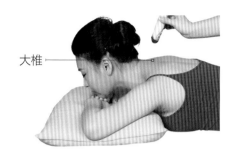

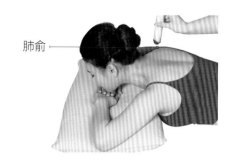

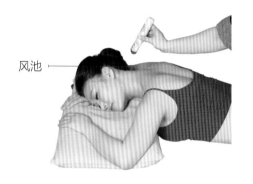

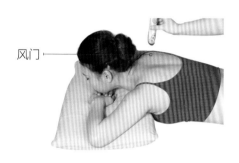

俯卧位，拇指穴位按摩，大椎、肺俞、风池、风门，每穴按摩5分钟左右，然后依次用艾条灸这四个穴位，每穴10分钟。

养颜妙招一：中药方

内治法

四物消风饮加减，取青蒿、生地黄、柴胡各15g，当归、赤芍、荆芥、川芎、黄芩各10g，生甘草、薄荷、蝉蜕各6g。若局部肿胀甚者，加黄连、白鲜皮、金银花清热解毒，破裂糜烂流水者，加木通、车前子清利湿热。成药：防风通圣丸，一次6g，一日2次，口服。

外治法

①紫归油，用紫草、当归各30g，以麻油100ml熬，去渣出火气。以棉蘸油频频涂患处。

②青黛散麻油调敷患处，每日2～3次。

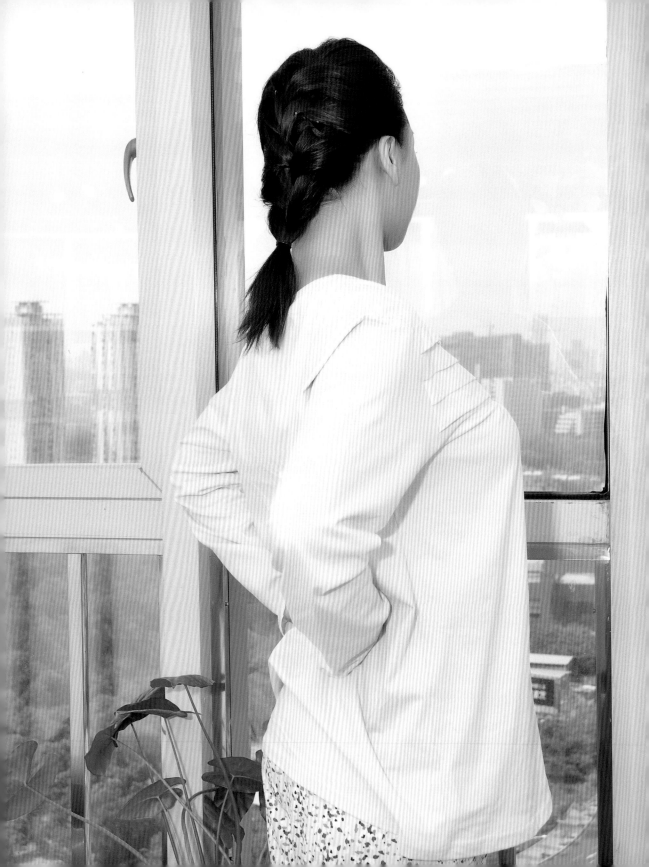

第六章

小产烦恼一扫光

xiao chan fan nao yi sao guang

小产对身体的消极的影响是不能低估的。

妊娠以后，人体与生殖有关的激素都发生了较大的变化，

小产后，人体内环境由于失去了原来激素的支持而突然改变，

极易导致内分泌功能的紊乱、正负反馈的失调，

出现子宫出血、闭经、不排卵等症。

有的症状很快就会表现出来，

有的症状则很久才能表现出来，

有的甚至影响人的一生。

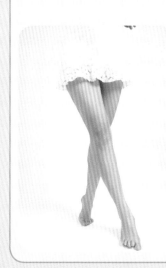
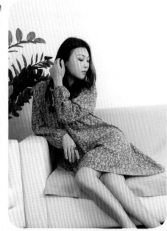
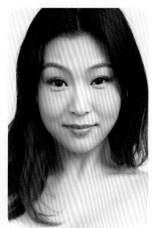

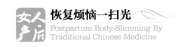
一、偏头痛调理

小产后身体阴阳两虚，气血不足以滋养头部，而使头部空痛或头晕、眼黑等症，治宜养血安神，如遇风加重，宜祛风止痛。通过中药薰蒸祛风驱寒，调节人体的植物神经和中枢神经，放松身体，改善睡眠，调节内分泌，加上传统中医头部推拿手法和艾灸治疗，可有效缓解小产后各种头痛偏头痛。

养颜妙招一：中药方内服

配方： 准备粗盐200g，羌活30g，防风30g，苍术20g，白芷20g，川芎20g，细辛9g，甘草9g。

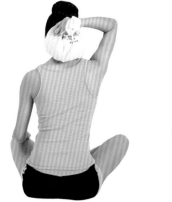
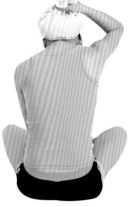
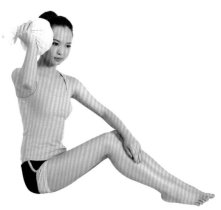

①将中药磨粉，入锅干炒。炒热后，加入250g醋再炒，炒至醋完全吸入药中。②把炒好的药分别放入20cm×30cm的两个棉布袋中。③每次使用前将药袋上笼蒸15分钟，或用微波炉加热15分钟，即成。④用干毛巾包裹药包，使其不烫皮肤。⑤产后妈妈将药包先后放在大椎、风池、天柱、太阳等穴上。⑥当药包慢慢冷却时，逐层拿掉包裹的毛巾。每天热敷40分钟左右。药袋可反复使用10天左右。

注意事项
风池、天柱穴离得很近，一个做一次敷即可。

药方解读
小产后的头痛，生病的部位在脑，病性属虚实夹杂。我们选用羌活、防风、苍术、川芎这些东西来祛风通络，再加上白芷和细辛，因为白芷和细辛既能驱散身体表面的寒气，又能温经止痛。最后用甘草调和这些药材即可。

灸疗法

选穴汇总： 足临泣、中渚、外关、风池、率谷

选穴精要

足临泣：在足背外侧，当第四、五趾间，趾蹼缘后方赤白肉际处。艾灸足临泣穴有舒肝熄风、化痰消肿的效果，可治疗肝火上扰而导致的头痛、眩晕、目痛等病症。

中渚：手背外侧，小指与无名指根间下2cm，手背凹陷处。艾灸中渚穴对耳聋、耳鸣、头痛、头晕、咽喉痛、失眠等具有非常好的疗效。

外关：在前臂背侧，腕横纹上2寸，两骨之间凹陷处。艾灸外关穴能清热解表，通经活络。

风池：在项部，枕骨下缘，胸锁乳突肌与斜方肌之间的凹陷处。艾灸风池穴能让艾热直接作用于颈椎，祛除颈椎寒湿，解决偏头痛等问题。

率谷：头部，当耳尖直上入发际1.5寸，角孙直上方。艾灸率谷穴主治偏头痛，对醒酒也有良好的效果。

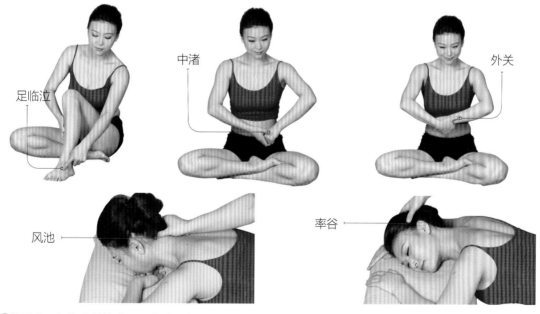

①仰卧位，拇指穴位按摩，足临泣、中渚、外关、风池、率谷，每穴按摩5分钟左右。按摩顺序依次为率谷、风池、外关、中渚、足临泣。

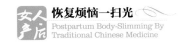
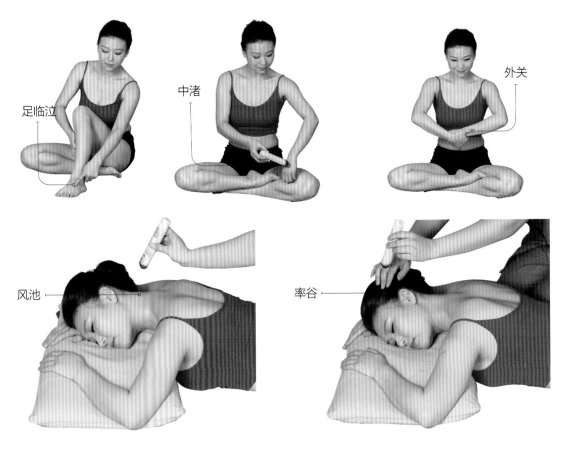

②仰卧位艾条灸足临泣、中渚、外关、风池、率谷，每穴10分钟，灸法顺序为足临泣、中渚、外关、风池、率谷。

操作要领

①按摩穴位时用酒精灯点燃艾条。②注意观察受灸者的温度反应，适时调整。③注意随时清理艾条上的艾灰，以免掉落烫伤受灸者。④手法上采用定点温灸、回旋灸、雀啄灸配合运用。⑤每穴以皮肤红润为度。

艾灸小贴士

①施灸期间注意休息。②在做艾灸前可以适当用莲子与柏子仁煮水泡脚，可以安神养心。③适时运动，保持乐观心态，适时调整自己的情绪。④可以适当配合喝些安神补脑液或镇脑宁等。⑤每日一次，10日为~疗程，2~3个疗程即可。

二、不排卵

    小产后有一些女性因为营养没有及时补充导致了不排卵的现象，也有一些女性是因为卵巢疾病导致的，如卵巢功能早衰、多囊卵巢等，这些都会导致女性的激素分泌及排卵不正常，另外，还有一些女性则是由于精神过度紧张或者是过度焦虑而导致的。

灸疗法

选穴汇总： 关元、足三里、三阴交、八髎

选穴精要

关元：在腹部，前正中线上，脐下3寸。艾灸关元穴能很好地温暖下元、补气益肾。

八髎：臀部沟旁开约1.5寸所在区域。四个穴位都在骶骨上，上髎在髂后上棘与后正中线之间，正对第一骶后孔。次髎在上髎下方，正对第二骶后孔。中髎正对第三骶后孔，下髎正对第四骶后孔。艾灸八髎穴能调理下焦，调经通络，治疗各种妇科病症以及腰膝部关节的病症。

足三里：小腿前外侧，犊鼻下（膝盖骨下缘）3寸，距胫骨前缘约一横指。艾灸足三里穴能够调理脾胃和气血，补气固元，对身体虚弱的人有较好的效果。

三阴交：小腿内侧，足内踝尖上3寸，胫骨内侧后方。三阴交是女性艾灸常用穴位，灸三阴交能益气壮阳，健脾胃，益肝肾，促进体内水湿转化为气。

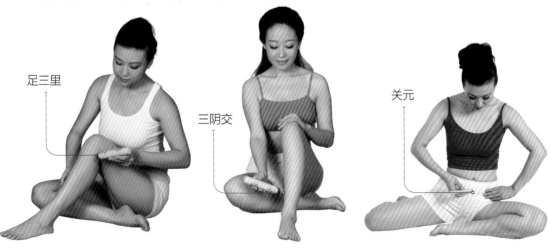

足三里

三阴交

关元

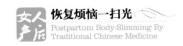
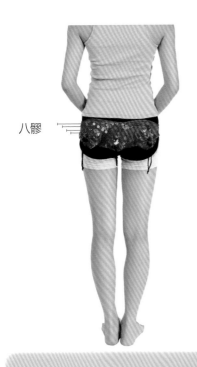

八髎

将艾条的一端点燃，正对关元穴、足三里穴、三阴交穴（八髎穴需要他人辅助或自用随身灸灸疗），与穴位局部皮肤成90°，距皮肤2~3cm。每次10~20分钟。

操作要领

①艾灸时，热度以能耐受的最大热感为佳。②对于体虚、局部知觉迟钝的妈妈，操作时可将中、食两指分开，置于施灸部位的两侧，这样可以通过手指的感觉来测知穴位局部的受热程度，以便随时调节施灸的距离和防止被烫伤。

食疗法

莲子猪肚

主料： 莲子、猪肚各适量。

制法： 将猪肚洗净，纳入莲子，两端扎紧，置锅中炖烂，加入食盐适量及味精即可食用。

服法： 随餐食用。

功效： 有健脾补虚益气之功。

主治： 适用于脾虚之排卵功能障碍性不孕症。

枸杞羊肾粥

主料： 枸杞子500g，羊肾1对，羊肉250g，粳米250g，葱白5g。

制法： 将羊肾洗净，剁成末，枸杞子洗净，全部放入砂锅内，熬粥，待肉熟、米烂时即成。

服法： 食肉喝粥。每天2次，早晚空腹温服。

功效： 粥温补肾阳，和中健脾。

主治： 适用于肾阳虚之排卵功能障碍性不孕症。配合顺卵汤使用更好。

三、清宫排毒

　　小产后的子宫复旧对于小产后的修复来说是极为关键的过程，宫内残留物排除的干净与否与子宫恢复的程度将直接影响下一次的怀孕，小产后常见的小腹疼痛、恶露不净就是子宫复旧不全的表现，此外子宫复旧不全还会引起之后的痛经、月经不调等。通过中医穴位刺激能有效调解内脏机能，同时清理毒素垃圾，修复收缩阴道平滑肌、恢复平滑肌弹性。

1. 小产后的养生调理

选穴汇总： 关元、气海、中极、曲骨、肾俞

取穴精要

关元：在下腹部，前正中线上，当脐中下3寸。任脉穴位，又名丹田，是人体元气聚集之处。中医认为病理性流产，尤其是习惯性流产会导致元气受损，艾灸此穴，有调理少腹，温通任脉，鼓舞元气的作用。

气海：位于下腹部，前正中线上，当脐中下1.5寸。任脉穴位，有补气补血，调理气机，有促进胞宫内瘀积排出及组织修复的作用。小产之后气血受损，实验证实艾灸气海有补气补血、促进排瘀的功能。

曲骨：在下腹部，当前正中线上，耻骨联合上缘的中点处。任脉穴位，位置与胞宫邻近，有修复胞宫，调理冲任，恢复月经周期之功效。

肾俞：在腰部，当第2腰椎棘突下，命门旁开1.5寸双侧。足少阴肾经穴位，肾俞内应与肾，是肾气通输背部的俞穴，肾为先天之本，内寓元阴元阳，它主宰着人的生长、生殖与发育。

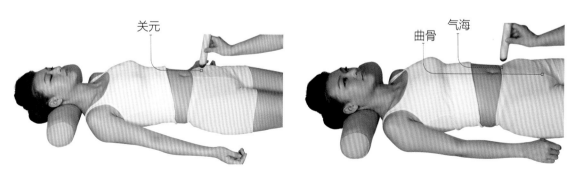

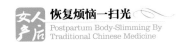
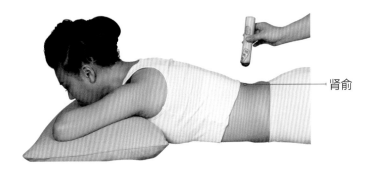

肾俞

用艾条或配合灸盒做温和灸，每穴灸15~20分钟，每日一次，10次为一个疗程。中间间隔2~3天。关元、气海、曲骨三穴可自己操作，肾俞需家人帮忙操作。

温馨提醒

神疲乏力，配足三里；腰膝酸软配命门、腰阳关；阴道下血配隐白；头晕耳鸣配百会。

2. 按摩处方

1. 推三阳、安心神

先用右手推左侧手三阳经，从左手手背指尖开始少用力逐渐推至肩部，反复推 9 次；然后双手交换推右侧手三阳经，反复推 9 次。作用是调养心神，通利水道。

2. 搓骶尾、排湿瘀

双手掌并行置于腰骶部，用力搓摸 27 下。搓骶尾八髎穴有排湿、排瘀功效；同时有治疗腰骶痛及改善性功能之疗效。

3. 拍少阳、通表里

站立位，从腰部外侧开始，自上而下，依次拍打少阳胆经，至小腿时应弯腰拍打，反复拍打 9 次。少阳为半表半里之经，拍打少阳经有通表里、调阴阳的作用。

4. 揉下焦、行气血

双手重叠按于下腹部，顺时针旋转揉摸下腹部 27 次。有通利下焦，运行气血，促进胞宫修复的作用。

以上手法每天操作一次，10 次为一疗程。

四、肾部保养

由于孕期水钠潴留，小产后，还有一系列代谢产物需要通过肾脏排出，肾部负担加重，配以专业的中医疗法，能有效预防及缓解小产后的肾虚。

灸疗法

选穴汇总：肾俞、涌泉、太溪、复溜、神藏

选穴精要

肾俞：在腰部，当第2腰椎棘突下，旁开1.5寸。肾之背俞，能温肾阳，滋肾。

涌泉：位于足底前1/3的凹陷中，第2、3趾趾缝纹头端与足跟连线的前1/3处。肾经经脉第一穴，肾经经水涌出之所。

太溪：在足内侧，内踝后方，当内踝尖与跟腱之间的凹陷处。肾之原穴，调理肾脏功能。

复溜：在小腿内侧，太溪直上2寸，跟腱的前方。温阳化气利水湿，滋水涵木益肝肾。

神藏：在胸部，当第2肋间隙，前正中线旁开2寸。纳天外寒湿之气，补阴之不足。

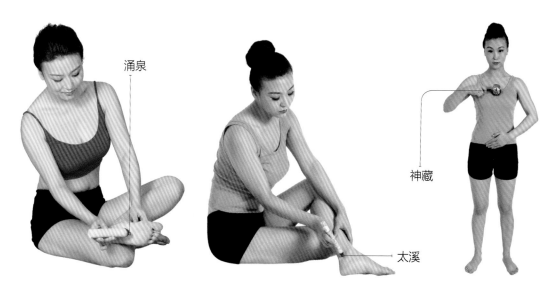

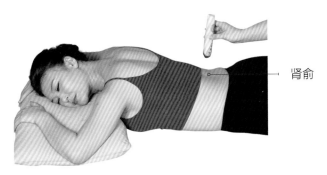

肾俞

将艾条的一端点燃，正对肾俞穴、涌泉穴、太溪穴、复溜穴、神藏穴，与穴位局部皮肤成90°，距皮肤2～3cm。每次10～20分钟。（图示中，神藏穴为用工具辅助灸疗，更加方便，其他穴位亦可用工具辅助）

自我按摩

按摩介质： 温阳补肾药油、滑石粉　　**最佳体位：** 坐位

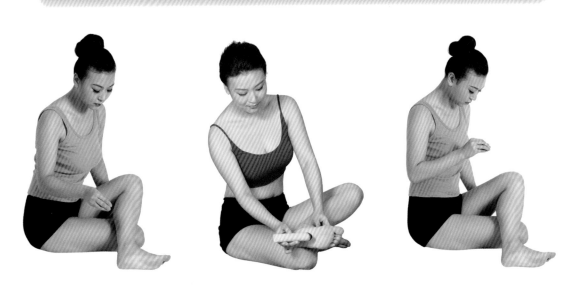

产后妈妈取坐位。在肾经循行所经过的皮肤，涂以滑石粉和温阳补肾药油，用雀啄法循着经络由下往上进行敲打。

注意事项

指甲不宜过长，以免刮伤自己。也可以用橄榄油、护肤品代替药油，使局部皮肤保持润滑。

补肾食物

猪肾

猪肾又名猪腰子。含锌、铁、铜、磷、B族维生素、维生素C、蛋白质、脂肪等，是含锌量较高的食品。中医认为，猪肾味咸，有养阴补肾之功效。适宜于肾虚热性欲较差的女性食用。

子母鸡

为未生蛋的小母鸡，含有丰富的蛋白质、维生素E、B族维生素、钙、磷、铁等，有滋阴润燥、补精填髓之功。性欲较弱的女子最宜服用。

乌骨鸡

又名乌鸡。含有维生素B_1、维生素E、泛酸、蛋白质、脂肪等。《本草纲目》说它能"补虚劳，治消渴，益产后妈妈，治妇人崩中带下，一切虚损等症"。女性常食能滋阴补肾阳，提高性欲望。

甲鱼

含有胶质蛋白、脂肪、碘、维生素A、维生素B_1、维生素D、烟酸、蛋白质、铁、钙、磷等营养素。有滋阴补肾，益气补虚的功效。女性常食可大补阴之不足，并可提高免疫机能，激发青春活力。

黑豆

黑豆是一味"利尿解毒，味甘性平"的清凉性滋补药材，含有的异黄酮素、花青素和丰富的抗氧化剂维生素E能够补肾养血，清除自由基，可抗衰防老，养颜美容。

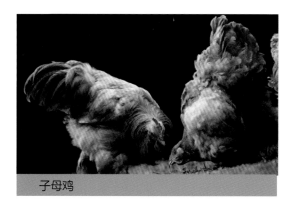

子母鸡

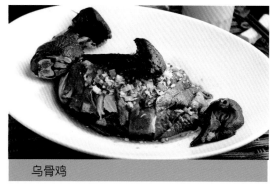

乌骨鸡

黑木耳

黑木耳具有补气活血、凉血滋润的作用，能消除血液里的热毒，避免其瘀积于肾脏。其中的植物胶质能清洁血液，可清除肾脏内的污染物质，改善头发枯黄、脱落的现象。

黑芝麻

黑芝麻含有人体必需的氨基酸，能加速人体代谢和排毒。具有补肝肾，益气力，长肌肉，填脑髓的作用。对肾脏毒素瘀积导致的眩晕、脱发、腰膝酸软的疗效有口皆碑。

桑葚

桑葚性寒，具有"益肾生津、乌发"的功效，它能改善皮肤尤其是头部皮肤的血液供应，对因肾亏引起的白发、脱发有很好的治疗作用。

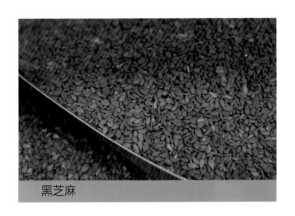

黑芝麻

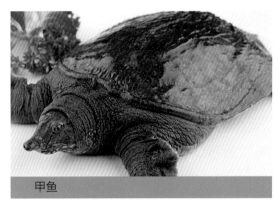

甲鱼

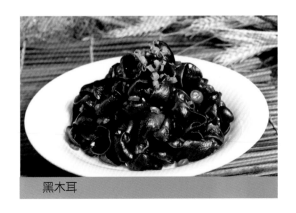

黑木耳

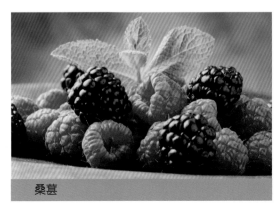

桑葚

五、内调保健

女性小产后气血运行不畅，体形变得臃肿，白净的脸上开始出现黄褐斑，光滑的肌肤布满妊娠纹，经常莫名郁闷，恼人的妇科疾病以及月经的紊乱……所有这一切的出现都是因为妊娠过程引起下丘脑性腺功能暂时紊乱造成的。怀孕过程中孕激素和雌激素分泌增多，小产后激素水平突然减少，孕激素和雌激素却不能很快恢复到正常水平，导致内分泌出现失调。关爱自己，小产后及时内调保健，将给您带来一份超乎想象的惊喜！

选穴： 脾俞、胃俞、气海、关元、足三里、天枢

选穴精要

天枢：天枢位于腹中部，距脐中2寸。能调理三焦气机，疏理腹部气机。

脾俞：在背部，当第11胸椎棘突下，旁开1.5寸。灸脾俞能使气血充足。

胃俞：在背部，当第12胸椎棘突下，旁开1.5寸。活络胃肠的功能。

气海：在下腹部，前正中线上，当脐中下1.5寸。大补元气。

关元：在脐下3寸，腹中线上。能增强小肠对营养物质的吸收。

足三里：屈膝，在小腿前外侧，当犊鼻下3寸，距胫骨前缘一横指（中指）。能补脾益气，还能活血行气，从而使气血充足。

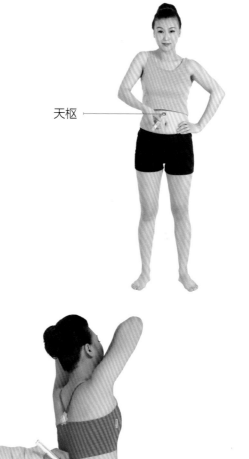

天枢

胃俞

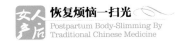

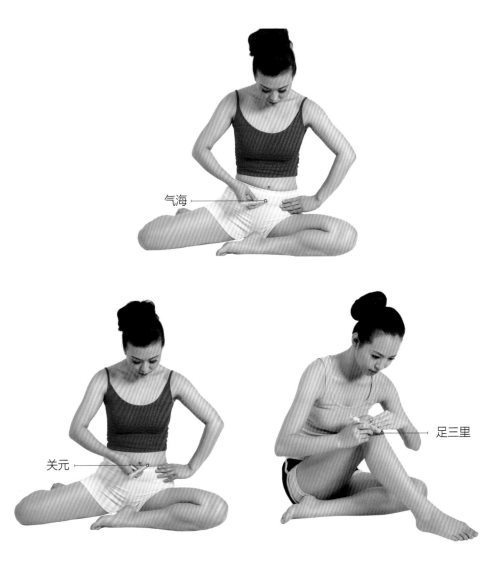

气海

关元

足三里

产后妈妈取坐位。施灸者将艾条的一端点燃,正对脾俞、胃俞、气海、关元、足三里、天枢,与穴位局部皮肤成90°,距皮肤2~3cm。每次10~20分钟。

注意事项

①艾灸时,热度以能耐受的最大热感为佳。②对于体虚、局部知觉迟钝的妈妈,操作时可将中、食两指分开,置于施灸部位的两侧,这样可以通过手指的感觉来测知穴位局部的受热程度,以便随时调节施灸的距离和防止被烫伤。

食疗

桃花猪蹄粥

桃花（干品）1g，净猪蹄 1 只，粳米 100g，细盐、酱油、生姜末、葱、香油、味精各适量。将桃花焙干，研成细末备用；淘净粳米，把猪蹄皮肉与骨头分开，置铁锅中加适量清水旺火煮沸，改文火炖至猪蹄烂熟时，将骨头取出，加米及桃花末，文火煨粥，粥成加盐、香油等调料，拌匀。隔日一剂，分数次温服。本方活血化瘀，适于产后女性。

清斑食疗汤

丝瓜络 10g，僵蚕 10g，白茯苓 10g，白菊花 10g，珍珠母 20g，玫瑰花 3 朵，红枣 10 枚。煎浓汁两次混合，分两次饭后服用，10 天一疗程，一般患者一个疗程见效。

复方牛肝粥

牛肝 500g，白菊花 9g，白僵蚕 9g，白芍 9g，白茯苓 12g，茵陈 12g，生甘草 3g，丝瓜 30 克（后六味放入纱布包内），大米 100g，加水 2000ml 煮成稠粥，煎后捞出药包，500ml 汤分两日服用。

吃肝喝粥，早晚各服一次，每个疗程 10 天（两天熬一次粥，不要一次熬出来），两疗程之间隔一周，连服三个疗程。此方无副作用。

香附鸡

鸡 1 只，香附 20g，枳壳 10g，金桔饼 20g。鸡洗净后去脏杂，把香附等中药放入鸡腹内，放蒸锅中隔水蒸熟。去药渣，喝汤吃鸡肉，食后含咽金橘饼。每周 1 次。适用气郁引起者。

胡萝卜柿饼瘦肉汤

胡萝卜 2 根，柿饼 2 个，去核红枣 8 枚，猪瘦肉 200g。将胡萝卜去皮，切厚片；柿饼、红枣用水细洗；瘦肉切片。将全部配料放入砂锅内，加水炖 1 小时左右，调味即可连汤料同食。

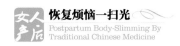
六、美胸健胸

妊娠突然中断，体内激素水平骤然下降，使刚刚发育的乳腺停止生长，腺泡变小以至消失，乳腺复原。但因为妊娠的中断，这种复原往往不完全，很容易诱发各种乳腺疾病甚至乳腺癌。而最普遍的问题是：如果保养不当，恢复不好，女性的乳房也会因为小产的伤害变得干瘪、收缩、下垂、无弹性……

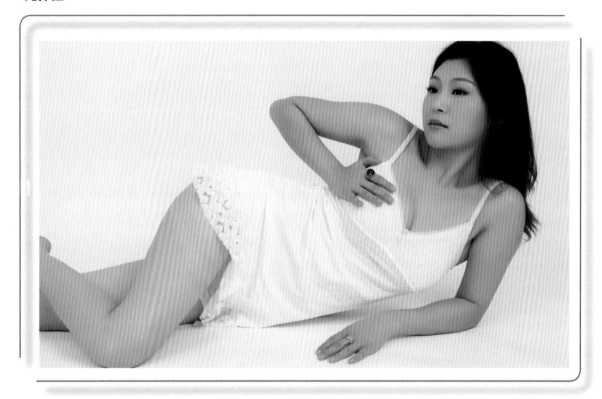

选穴汇总： 乳根、天宗、膻中、中府

取穴精要

乳根：在胸部，乳头直下乳房根部第五肋间隙距前中线4寸。艾灸乳根穴能活血行气，从而帮助促使结块消散。

天宗：定位在肩胛部，当冈下窝中央凹陷处，与第4胸椎相平。艾灸天宗穴能舒经活络，通畅胸部周围血气，防止乳房下垂。

膻中：在胸部，前正中线上，平第四肋间，两乳头连线的中点。艾灸膻中穴能散热、行气、活血，让胸部得到充分的滋养，还能舒缓心情，畅通经络。

中府：胸前壁的外上方，平第一肋间隙，距前正中线6寸。艾灸中府穴能疏通乳房部位的经络，促进乳房部位的血液循环。

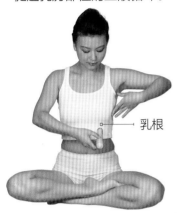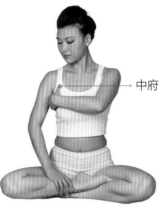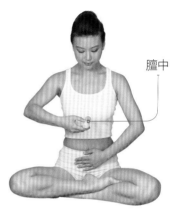

①取坐卧位，做整个乳房护理按摩，以理法疏导为主，拇指重点按揉乳根、膻中、中府，每穴3分钟。之后以艾条灸之，每穴5~10分钟。

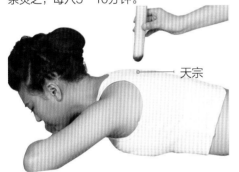

②俯卧位，拇指点揉天宗5分钟，之后以艾条温灸，左右各一，每穴约10分钟。

操作要领

①按摩穴位时用酒精灯点燃艾条。②注意观察受灸者的温度反应，适时调整。③注意随时清理艾条上的艾灰，以免掉落烫伤受灸者。④手法上采用定点温灸、回旋灸、雀啄灸配合运用。⑥每穴以皮肤红润为度。

艾灸小贴士

①施灸期间注意休息。②适时配合食疗，如山药粥。③适当用些中成药，如四君子丸、健脾和胃丸、八珍口服液等，调养气血之类的药。④保持乐观心态，适时调整自己的情绪。⑤每次灸完注意保暖。⑥每日一次，10日为一疗程，2~3个疗程即可。

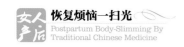
食疗

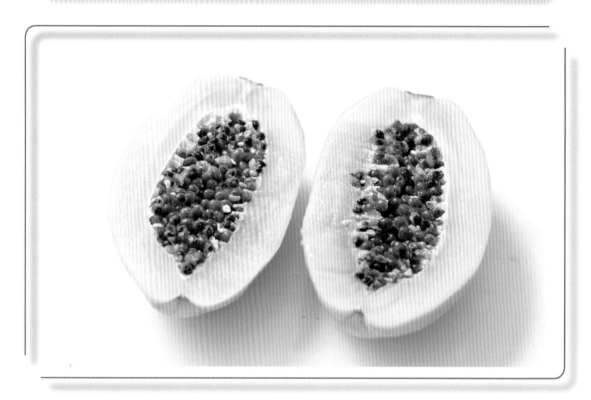

均衡的营养是美胸的第一步，乳房要得到充足均衡的营养，才能保持健美，避免下垂。很多食材具有一定的美胸效果，如果想要让胸部形状与弹性状态持续美观，那不妨平时多摄取下列这些食物！

胶质类食物： 猪脚、鸡脚、动物筋蹄、海参等。这些食物有丰富的胶质，可以增加胸部胶原蛋白的补充量，提升弹性，而其中的蛋白质还可以促进激素帮助胸部发育。

海鲜类食物： 蛤蜊、牡蛎、青蚵、孔雀贝等海产，这些海鲜含有丰富的锌，可以促进激素分泌，让胸部变得丰满、挺而美。

蔬果类食物： 莴苣和山药含有丰富的植物性激素，对胸部发育有一定帮助。木瓜则是很好的丰胸圣品，尤其是青木瓜含有较多的木瓜酵素，添加肉类一起炖煮，可以帮助蛋白质消化，促进乳腺发育。

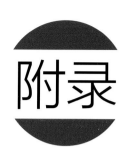

附录

一、剖宫产的利与弊

也许，在十年前，我们对"剖宫产"一词还比较陌生，但是现在，它却成了我们最耳熟能详的一个词汇。那么什么是剖宫产呢？

剖宫产就是指经腹部切开子宫，将胎宝宝取出来的一种非天然的分娩方式。这主要适用于胎儿过大、母亲的骨盆无法容纳胎头、母亲骨盆狭窄或畸形，或者分娩过程中，胎儿出现缺氧，短时间内无法顺利通过阴道或母亲患有严重的妊娠高血压综合征等疾病而无法承受自然分娩，可选择剖宫产。

剖宫产是处理难产的主要手段，是一种手术助产法。因此剖宫产不被认为是最理想的分娩方式。即使它不被提倡，不被颂扬，但在如今的中国，几乎有一半的准妈妈在临产前选择了剖宫产。她们的理由大多是以下几点：

怕痛。很多人被灌输说，如果把疼痛分级的话，那生孩子所带来的疼痛将会是十级。而且这个痛还不是一下子，有可能会疼上几个小时，甚至几天的都有，很多准妈妈觉得承受不了这种疼痛，所以选择剖宫产，利用麻醉和镇痛技术可以给产后妈妈减少很多痛苦，这些都无形之中助长了孕妈妈和家属要求剖宫产的心理。

怕身材变形。由于现在生活水平的提高，人们不再把所有的眼光都放在温饱问题上，而是更加注重生活的享受，对于自身形象的要求也越来越高。特别是职场女性，保持好的形象也是工作的要求。所以很多准妈妈害怕自己如果选择顺产的话骨盆会被撑大，身材会变形，而且之后还很难恢复过来，基于这个理念，一些爱美的妈妈纷纷将剖宫产当成产子的首选方式。

挑吉时。现在很多家长为了孩子上学的问题可谓绞尽脑汁了，为了赶学校开学的时间，很多准家长在孩子还没到预产期时就到医院做剖宫产了。更有甚者为了能让孩子在特选的吉时降临人

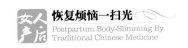
间，会选择比较能控制小孩出生时间的剖宫产，而放弃难以控制出生时间的顺产。

即使这些理由有时会让我们感觉有些匪夷所思，但他们确实是促成中国剖宫率世界第一的幕后推手。这些对剖宫产盲目的推崇和片面的认知其实是我们在身体里种下的祸根。因为剖宫产并非我们想象中那么完美，它存在很多弊端。

比如在进行剖宫产麻醉时也有可能发生意外，麻醉时血压降低，会引起胎儿缺氧或加重胎儿原有的缺氧；手术失血比阴道正常分娩要多；手术后肠胀气、尿潴留、发热、泌尿系流感染、伤口感染的机会都存在。

从长远来看，手术后存在肠粘连的可能，放避孕环需推迟至产后半年，若术后近期内进行人工流产，需特别注意子宫切口瘢痕处穿孔的问题，否则再次妊娠分娩，如果进行阴道分娩，有子宫破裂的可能。加之大多数医生在剖宫产时一般会选择横切口，按照中医来说，横切口会阻断行经我们腹部的任脉，损伤脏腑功能和阻碍气血的运行，更加不利于产后的身体恢复了。

因此，在所有对子宫伤害最大的行为中，剖宫产排第四位，可见剖宫产对子宫造成的影响远比我们想象中要大。

虽然剖宫产有种种我们无法认同的缺点，但它也有它的好处。首先剖宫产与自然产相比，时间要缩短很多，疼痛也会减少很多，而且不可控因素也比自然产要低一些。特别是遇到一些特殊情况如胎位不正的情况下，如果不选择剖宫产，而是让婴儿长时间呆在阴道中，那么婴儿窒息而死亡的机会会很大，即使动用产钳或者吸引器来帮助分娩，危险性也很高，而如果选择剖宫产，风险就会小很多了。

所以说任何事情都有利有弊，我们不能一概而论，虽然剖宫产不被医学界所提倡，但既然我们已经选择了这种方法，就要懂得趋利避害，更加小心地养护自己的身体，才不枉我们对剖宫产给予的美丽期望。

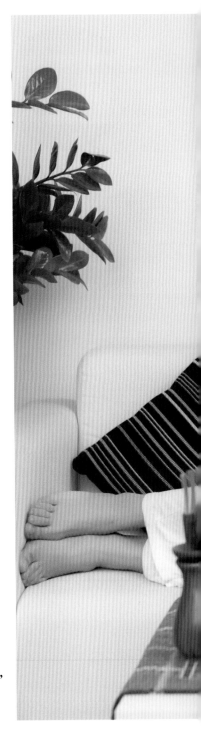

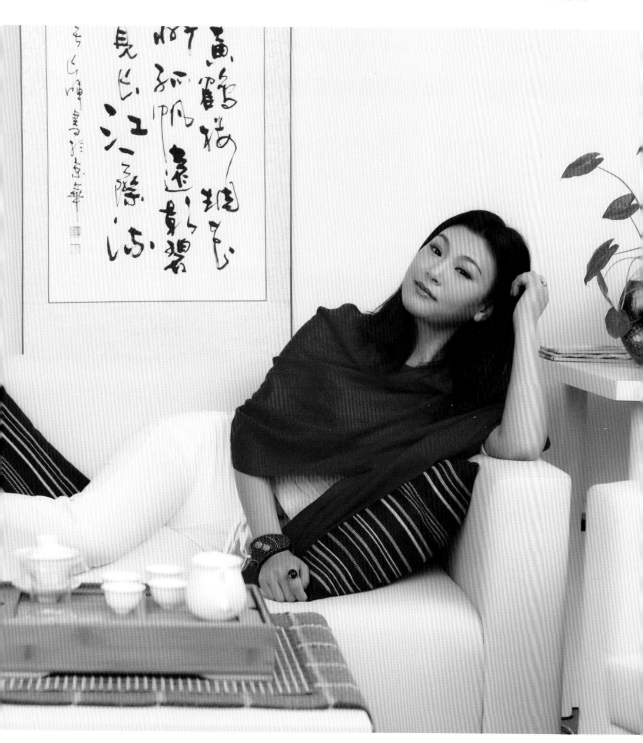

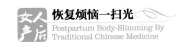
二、生孩子之后要不要坐月子

常常有人会来咨询：生了孩子之后，要不要坐月子？

对此我的回答是，月子要坐，但要科学地坐！

老一辈人会不断嘱咐我们：月子里不能出门、不能下地、不能开窗、不能吹风、不能见太阳、不能沾水、不能刷牙、不能洗澡、不能洗头、不能用吹风机、不能吃蔬菜、不能吃水果、不能抱宝宝、不能给宝宝洗澡、不能看电视、不能用电脑用手机、不能看书、不能做针线……不能这个不能那个，诸多禁忌。

但这么多的禁忌，让许多准妈妈和新妈妈不寒而栗：整整一个月不能洗澡洗头，如何做得到？到底是否真的一个月不能洗头呢？

这里分享一个年轻的妇科医生的月子经验给大家，希望对产后妈妈们有所帮助：

我从一开始怀孕，就坚定了一个信念"我坚决不屈从于那些月子陋习！我要坐"科学"的月子！"我的想法是：让不能洗头洗澡、不能吃水果、不能用电脑手机……这些旧理论统统走开吧，当然啦，我会注意适当卧床多休息、注意少吹寒风、衣物湿了勤更换、注意适当保护眼睛，这不就好了嘛。

但说起来容易做起来难，月子里真正实施起来远比我想的复杂。

我生完宝宝前两天，宝爸和宝姥按照传统月子菜谱给我送饭，一天到晚就是猪肝猪心、红糖白粥，没有一颗盐、没有一片绿叶子菜、没有一口水果！我坚决不从，死命抗争到底，终于取得了革命性的胜利，顺利吃上蔬菜水果和少量的盐。

传统月子有一个陋习是月子里不让吃盐。其实产后可以吃盐，只是宜清淡些，摄入盐量过多容易增加肾脏负担，但是如果完全不吃盐会导致体内水电介质失衡。

还有一个陋习是不让吃蔬菜。其实产后也可以吃蔬菜，而且需要多吃。蔬菜里含有大量的膳食纤维，产后早吃多吃有利于保持肠道通畅，促进早排便，这对产后恢复至关重要，还能避免产后痔疮加重。

陋习三是不让吃水果。其实月子期间需要多吃水果。但是需要注意，选择水果时不应挑太硬、不好咀嚼的，应选择容易吃、容易吸收、容易消化的，应多选择应季水果。吃水果时尽量切成小块、放常温了再吃，别吃冰凉的水果。产后体内要迅速排出多余的体液，会挥发大量汗液，一下子吃太凉容易导致毛细血管收缩，不利于汗液挥发。一些地方的习俗是要将水果煮熟了吃，其实也不对，因为加热过程会破坏水果中的不少养分。

我曾听朋友说她们老家坐月子的习俗是要吃上火，拼命喝红糖水姜茶，上火上到嘴唇起疱才算够热。可又听到有朋友说，在她们老家，根本不让吃红糖和姜，也绝对不能吃热性食物，得吃寒凉下火。我听着她们的争论，独自偷着乐：幸亏我谁也没听。

突发奇想：汇总一下各地月子里绝对忌口的食物，会不会就没剩下能吃的了？如果说月子里真有需要"忌"的食物，其实主要是味儿太"冲"的，例如辛的、辣的、苦的……尽量选择口味平淡无刺激性的食物，既避免刺激产妇消化道，又避免食物影响母乳口味或引起宝宝过敏。

为了洗澡，我经过了一番艰苦卓绝的斗争，对家人是动之以情晓之以理，再加上产科教授的声援，我终于在产后第四天洗上了澡。其实，古代卫生条件有限，所以才会流传下坐月子不能洗澡的旧规。而现在在阴道顺产情况下，产后体力恢复了，一般就可以洗澡了；如果顺产时进行了侧切，一般产后 3 ~ 5 天就可以洗了；如果是剖宫产，一般产后 7 ~ 10 天、伤口愈合了，也可以洗澡洗头了。但是洗澡洗头时需要注意保暖。家人应提前预热好卫生间，只洗淋浴不洗盆浴，洗后及时擦干、穿衣、吹干头发，避免感冒。

还有些地方流传着"月子里不能刷牙"的说法。其实月子里不仅能刷牙，而且需要刷牙，需要比平常时更注意口腔卫生。产妇产后抵抗力降低，更容易口腔感染，加上月子里进餐次数多，如果不刷牙，食物残渣长时间停留，容易导致牙龈炎、牙周炎、龋齿等口腔疾病。但需要注意的是：产妇宜用软毛或超软毛牙刷，还应在每次进食后用漱口水或生理盐水漱口。

我在月子里吹风机也会引来批判之声。其实产后利用吹风机吹干头发和身体能够避免感冒，是好事。一些地方的传统是：月子里不能见风、不能开门开窗，夸张的还用红布包头、厚厚的被褥捂得严严实实的，以避免"产后风"。其实"产后风"多指过去接生时无法全面消毒导致的破伤风感染，现在已经非常罕见。如果长期不通风，会导致房间空气变差、细菌浓度升高，产妇和宝宝抵抗力下降，更容易生病。产妇和宝宝的房间应该定时通风，新鲜和流通的空气不仅让人心情舒畅，也保障了室内不会有过多致病菌的蓄积。正确做法是，每天通风 2 ~ 3 次，每次 15 ~ 30 分钟。如果月子是在寒冷的冬天，通风时产妇和宝宝需换个房间，避免直接吹冷风。

月子里每次我下床，老妈免不了在耳边叨叨："别老下床！老家坐月子吃喝都得在床上，整整

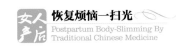

一个月不下床！"产妇产后与平常人相比，的确需要多卧床休息，但绝不是卧床不动！产妇产后处于高凝状态，非常容易发生下肢深静脉血栓、肺栓塞，每年都有不少产妇发生这样的情况。因此产妇月子里需要适当活动，经常下地走走，并在床上多做肢体活动，这不仅能预防下肢深静脉血栓，还能促进胃肠道蠕动、促进排气排便、促进恶露排出、有利于产后恢复。适当的下地运动还可以锻炼盆地肌群、增强盆地韧带，减少子宫脱垂的发生。那么多少活动量算是适当的呢？那要听从自己身体的安排了。当你觉得自己想下地走走的时候就多走走，当你觉得想躺床上休息的时候就多躺躺。

坐月子很无聊，有时候我看电视或玩手机打发时间，自然也会引起老人反对。老妈说："按照老家的习俗，月子里是绝对不能看书、看电视、做针线活的，更不要说用电脑玩手机了……"这个习俗不能说全对或全错。经历了妊娠和分娩，产妇产后身体虚弱、各器官都处在脆弱阶段，需要多休息，眼睛也是如此。少用眼、多睡眠，对增加乳汁分泌、增强抵抗力都有好处。但也没必要走极端、完全禁止，否则什么娱乐活动都没有，很容易引起产妇的心理疾病，如产后抑郁症等。看书、看报、看电视，玩电脑、用手机其实都是可以的，但需要注意科学用眼：姿势应正确，不应躺床上看书玩手机；时间应合适，每次时间都不宜超过半小时，也不能过于频繁；看电视应注意保持距离；每隔一段时间就应该起身走走、看看远处。

传统规矩是，月子里禁止亲戚朋友探望产妇和宝宝，这一点倒是基本正确。经历分娩的巨大体力消耗后，产妇抵抗力下降，需要多休息恢复体能、调整适应新的生活习惯；宝宝还未获得足够的母乳和抗体，抵抗力也差。探望者太多，容易传染感冒等疾病，且影响妈妈和宝宝的休息。但是产妇和宝宝的房间也并非绝对的禁区。注意进屋后更换干净衣物、洗手消毒，是可以进产妇和宝宝的房间的，也是可以抱宝宝的。当然，这里有个前提，就是要先确定来访者没有感冒、结核等传染性疾病。

一好友在美国坐月子，按照美国的习惯不忌洗漱饮食。她妈妈到那边照顾她，自然按照中国习俗，诸多忌讳。于是她在床头藏了几瓶矿泉水偷偷喝，老妈发现后气得立马拔脚回国。幸亏我妈没被我气回老家！同为中国人，在国外该吃吃该喝喝，就没事，在国内却非得忌这忌那，说明不是体质问题而是观念问题。

我妈对我坐月子的方法颇有微词，经常在我耳边嘀咕："你不听老人言，百无禁忌，当心将来落下病根子！""现在不注意，当心将来老的时候关节疼、头疼……麻烦全找上来！"大姨还专程从上海赶来声援宝宝他姥姥，批判我坐月子的观念。她们是传统月子的坚决拥护者，批判我吃水果、洗澡、洗头、吃饭、吃菜、喝果汁……不争气的我有一次辩着辩着居然哭了。哎，妇产科医生的家属尚且如此顽固，其他家属可想而知。其实"老的时候"关节疼、头疼是更年期的表现，跟月子没有关系，就算真出现更年期不适，也是可以通过激素来治疗的。

有人会问了：你批判这个批判那个，那你坐月子吗？

我的答案是：坐！而且要坐 42 天。但不是坐传统的月子，而是坐"科学"的月子——兼取中式月子和西式月子的精华，弃其糟粕。

我生完宝宝当天就喝白水、吃水果、吃蔬菜；生完宝宝当晚就下地了，刷牙、洗脸、擦身子；产后第三天就出院回家，算是出门了；产后第六天身体恢复些，感觉自己体力可以胜任，就洗头、洗澡、用吹风机；宝宝一直跟我睡，抱孩子、喂奶、换尿布、给宝宝洗澡、护理脐带、哄睡一直亲力亲为；手机一直在用，因为要是没有手机、没有微博，那些艰辛的时刻我可能都坚持不下来；电视、电脑、书倒是过了半个多月缓过神来后，偶尔消遣消遣。传统月子里诸般禁忌我均触犯了，但是所有人见了我，包括产科医生、同事、通乳师、亲戚朋友都说，我月子坐得好，气色好！这可能跟我身体素质好、吃水果多有关吧！

我一直在批判"月子陋习"，但我并不是批判"月子"本身。月子不应该是传统观念里的一个月，而是应该算产后 6 周（42 天），这是因为女性生完宝宝后一般需要 42 天左右的时间让自己恢复。坐月子不是一个死规矩，而是一个理念，就是讲究身心健康——该吃吃，该睡睡，该洗洗，该动动，注意卫生，注意营养，注意休息，注意锻炼，保证身体健康，也要重视心理健康。坐月子坐月子，可千万别把自己套进旧框框里去！

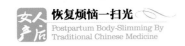
三、何为"科学"坐月子

"月子"只是一个通俗概念，它的医学术语叫"产褥期"。坐月子不是要坐着不动，而是要体现科学对待产褥期的理念，也许把"科学坐月子"替换为"产褥期注意事项"更合适。中外产科著作或教科书里均有产褥期的概念，如美国产科学圣经《威廉姆斯产科学》和国内教科书权威《妇产科学》均规定：产褥期是指从胎盘娩出至产妇全身各器官（除乳腺外）恢复至妊娠前状态（包括形态和功能），这一阶段一般规定为6周（42天）。但是如果产妇怀孕生产过程有特殊情况的，如孕期严重合并症、生产时大抢救的，需要根据情况延长产褥期。

最后，总结几条科学"坐月子"的方法：

①注意休息，适当卧床，避免提重物，以防脏器脱垂；

②适当下地活动，促进胃肠功能恢复，避免静脉血栓形成；

③每天定时开窗通风，加强卫生，减少探视；

④注意保暖，避吹冷风，但切勿捂汗，出汗后及时更换湿衣；

⑤定期洗澡洗头，注意保暖及时擦干，谨防感冒；

⑥每天刷牙，餐后及时漱口；

⑦多喝水，多吃蔬菜水果，保证蛋白、谷物的适量摄入，但不可过量，避免大鱼大肉大量喝油汤；

⑧合理用眼，电视、电脑、手机和书本要适当少看，但不是不能看；

⑨多和宝宝亲密接触，同床睡最好，有利于母婴亲密关系建立；

⑩避免同房和盆浴。

产后体力允许则应适当出门和社交，家人应多关注产妇，注意产妇的心理疏导。其实，"月子"里全家人的重心应该放在妈妈身上。宝宝刚出生，除了吃奶就是睡觉，顶多穿插点便便花絮，不需要太多照顾。把妈妈照顾好了，让产妇吃好、睡好、心情好，作息规律，才能使母乳既多质量又好，宝宝吃了才会健康。